U0271729

解析人体的奥秘

无病无痛活到老

圣安 著

中医古籍出版社

Publishing House of Ancient Chinese Medical Books

图书在版编目（CIP）数据

解析人体的奥秘：无病无痛活到老 / 圣安著 . —

北京：中医古籍出版社，2023.11（2024.5 重印）

ISBN 978-7-5152-2764-1

Ⅰ.①解… Ⅱ.①圣… Ⅲ.①养生(中医)－基本知识

Ⅳ.①R212

中国国家版本馆CIP数据核字（2023）第189395号

解析人体的奥秘：无病无痛活到老

圣安 著

责任编辑	吴 頔	
封面设计	小 渔	
出版发行	中医古籍出版社	
社 址	北京市东城区东直门内南小街16号（100700）	
电 话	010-64089446（总编室） 010-64002949（发行部）	
网 址	www.zhongyiguji.com.cn	
印 刷	北京市泰锐印刷有限责任公司	
开 本	787mm×960mm 1/16	
印 张	14.25 彩插16面	
字 数	170千字	
版 次	2023年11月第1版 2024年5月第3次印刷	
书 号	ISBN 978-7-5152-2764-1	
定 价	78.00元	

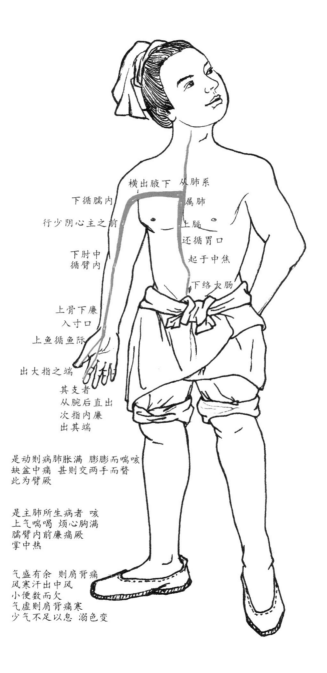

肺手太阴之脉

横出腋下 从肺系

下循臑内　　　属肺

行少阴心主之前　　上膈

　　　　　　还循胃口

下肘中
循臂内　　　起于中焦

　　　　　下络大肠

上骨下廉
入寸口

上鱼循鱼际

出大指之端
　其支者
从腕后直出
次指内廉
出其端

是动则病肺胀满　膨膨而喘咳
缺盆中痛　甚则交两手而瞥
此为臂厥

是主肺所生病者　咳
上气喘喝　烦心胸满
臑臂内前廉痛厥
掌中热

气盛有余　则肩背痛
风寒汗出中风
小便数而欠
气虚则肩背痛寒
少气不足以息　溺色变

1

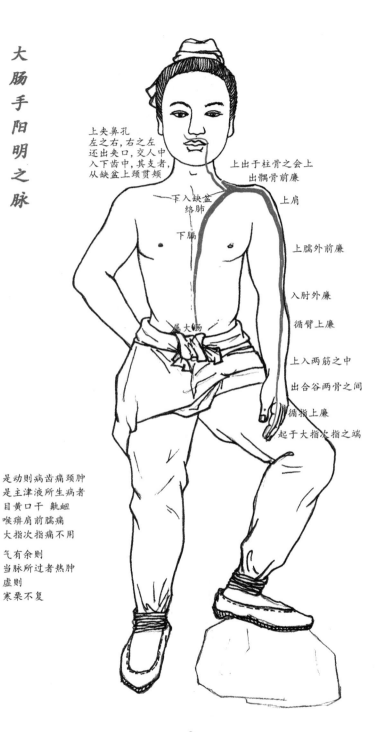

大肠手阳明之脉

上夹鼻孔
左之右, 右之左
还出夹口, 交人中
入下齿中, 其支者,
从缺盆上颈贯颊

上出于柱骨之会上
出髃骨前廉

下入缺盆
络肺

上肩

下膈

上臑外前廉

入肘外廉

循臂上廉

上入两筋之中

属大肠

出合谷两骨之间

循指上廉

起于大指次指之端

是动则病齿痛颈肿
是主津液所生病者
目黄口干 衄鼽
喉痹肩前臑痛
大指次指痛不用

气有余则
当脉所过者热肿
虚则
寒栗不复

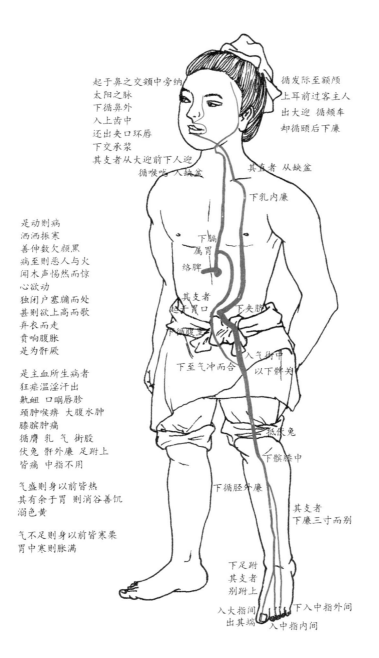

胃足阳明之脉

起于鼻之交頞中旁纳
太阳之脉
下循鼻外
入上齿中
还出夹口环唇
下交承浆
其支者从大迎前下人迎
循喉咙 入缺盆

循发际至额颅
上耳前过客主人
出大迎 循颊车
却循颐后下廉

其有者 从缺盆

下乳内廉

下膈
属胃
络脾

其支者
起于胃口
循腹里

下夹脐

入气街中
以下髀关

下至气冲而合

是动则病
洒洒振寒
善伸数欠颜黑
病至则恶人与火
闻木声惕然而惊
心欲动
独闭户塞牖而处
甚则欲上高而歌
弃衣而走
贲响腹胀
是为骭厥

是主血所生病者
狂疟温淫汗出
衄 口喎唇胗
颈肿喉痹 大腹水肿
膝膑肿痛
循膺 乳 气 街股
伏兔 骭外廉 足跗上
皆痛 中指不用

气盛则身以前皆热
其有余于胃 则消谷善饥
溺色黄

气不足则身以前皆寒栗
胃中寒则胀满

抵伏兔

下膝膑中

下循胫外廉

其支者
下廉三寸而别

下足跗
其支者
别跗上

入大指间
出其端

下入中指外间

入中指内间

3

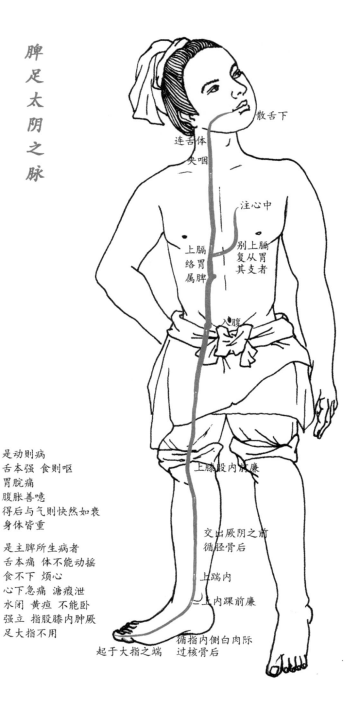

脾足太阴之脉

散舌下
连舌体
夹咽

注心中

别上膈
复从胃
其支者

上膈
络胃
属脾

入腹

是动则病
舌本强 食则呕
胃脘痛
腹胀善噫
得后与气则快然如衰
身体皆重

是主脾所生病者
舌本痛 体不能动摇
食不下 烦心
心下急痛 溏瘕泄
水闭 黄疸 不能卧
强立 指股膝内肿厥
足大指不用

上膝股内前廉

交出厥阴之前
循胫骨后

上踹内

上内踝前廉

起于大指之端
循指内侧白肉际
过核骨后

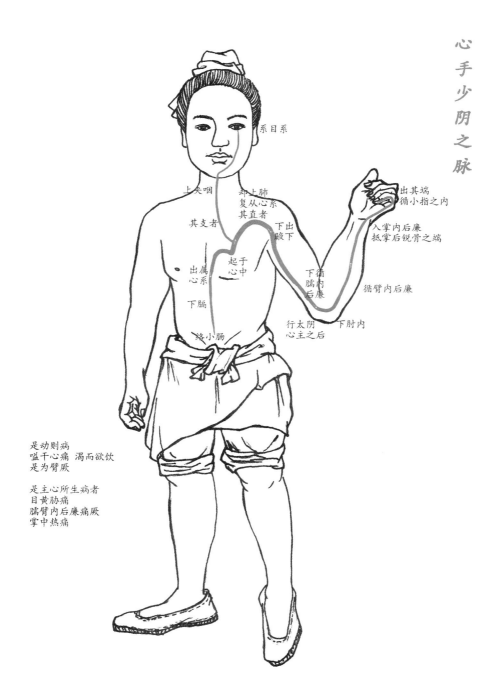

心手少阴之脉

系目系

上夹咽　　　却上肺
　　　　　复从心系
其支者　　　其直者　　　下出
　　　　　　　　　　　　腋下

　　出　属　起　　　　　　出其端
　　心　心　于　　　　　　循小指之内
　　系　　　中

下膈　　　　　　　下循　　入掌内后廉
　　　　　　　　　臑内　抵掌后锐骨之端
　　　　　　　　　后廉

终小肠　　　　　　　　　循臂内后廉

　　　　　　行太阴　下肘内
　　　　　　心主之后

是动则病
嗌干心痛　渴而欲饮
是为臂厥

是主心所生病者
目黄胁痛
臑臂内后廉痛厥
掌中热痛

5

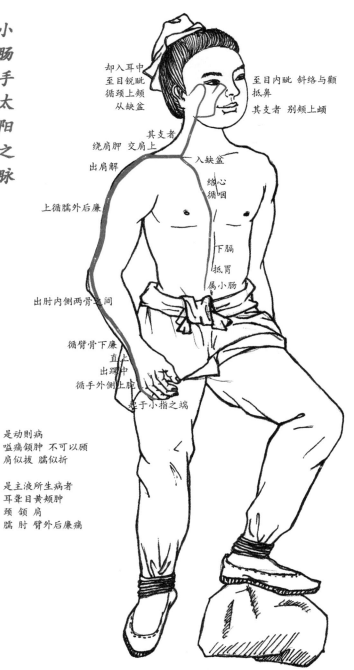

小肠手太阳之脉

却入耳中
至目锐眦
循颈上颊
从缺盆

至目内眦 斜络与颧
抵鼻
其支者 别颊上䫡

其支者
绕肩胛 交肩上
出肩解

入缺盆

络心
循咽

上循臑外后廉

下膈
抵胃
属小肠

出肘内侧两骨之间

循臂骨下廉
直上
出踝中
循手外侧上腕
起于小指之端

是动则病
嗌痛颔肿 不可以顾
肩似拔 臑似折

是主液所生病者
耳聋目黄颊肿
颈 颔 肩
臑 肘 臂外后廉痛

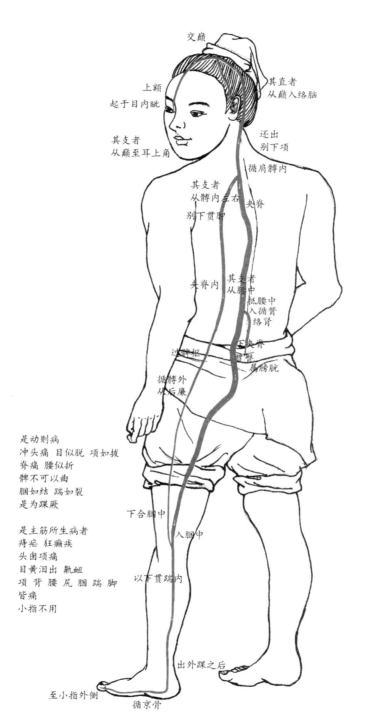

交巅

上额
起于目内眦

其支者
从巅至耳上角

其直者
从巅入络脑

还出
别下项

循肩髆内

其支者
从髆内左右
别下贯胛

夹脊

夹脊内

其支者
从腰中

抵腰中
入循膂
络肾

下夹脊
谢臀
属膀胱

过髀枢

循髀外
从后廉

是动则病
冲头痛 目似脱 项如拔
脊痛 腰似折
髀不可以曲
腘如结 踹如裂
是为踝厥

是主筋所生病者
痔疟 狂癫疾
头囟项痛
目黄泪出 鼽衄
项 背 腰 尻 腘 踹 脚
皆痛
小指不用

下合腘中

入腘中

以下贯踹内

出外踝之后

至小指外侧

循京骨

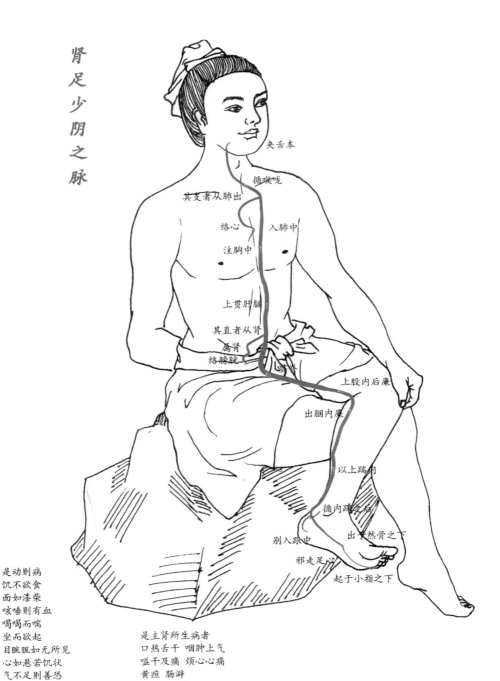

肾足少阴之脉

夹舌本
循喉咙
其支者从肺出
络心　　入肺中
注胸中
上贯肝膈
其直者从肾
属肾
络膀胱
肾系
上股内后廉
出腘内廉
以上踹内
循内踝之后
出于然骨之下
别入跟中
邪走足心
起于小指之下

是动则病
饥不欲食
面如漆柴
咳唾则有血
喝喝而喘
坐而欲起
目䀮䀮如无所见
心如悬若饥状
气不足则善恐
心惕惕如人将捕之
是为骨厥

是主肾所生病者
口热舌干　咽肿上气
嗌干及痛　烦心心痛
黄疸　肠澼
脊股内后廉痛
痿厥嗜卧　足下热而痛

8

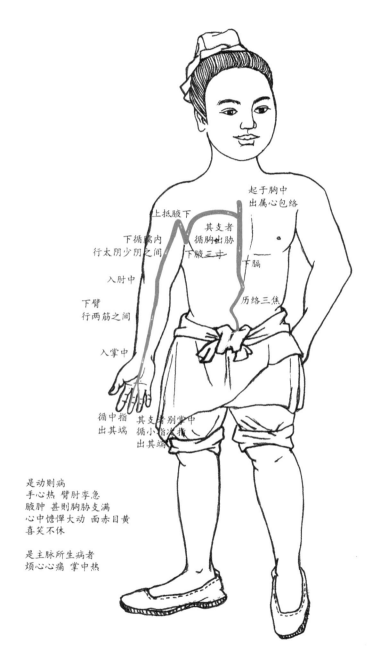

起于胸中
出属心包络

上抵腋下

其支者
循胸出胁

下循臑内
行太阴少阴之间

下腋三寸

十膈

入肘中

历络三焦

下臂
行两筋之间

入掌中

循中指
出其端

其支者别掌中
循小指次指
出其端

是动则病
手心热 臂肘挛急
腋肿 甚则胸胁支满
心中憺憺大动 面赤目黄
喜笑不休

是主脉所生病者
烦心心痛 掌中热

9

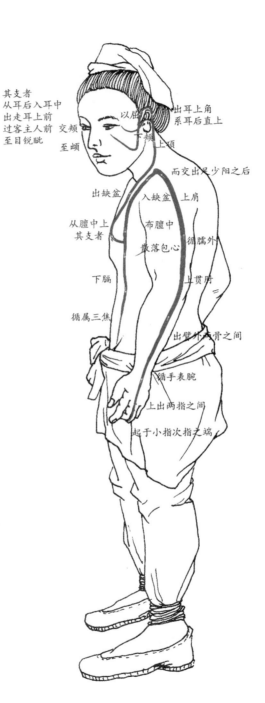

三焦手少阳之脉

其支者
从耳后入耳中
出走耳上前
过客主人前
至目锐眦

以屈
下颊
上颃
交颊
至顿

出耳上角
系耳后直上

而交出足少阳之后

出缺盆

入缺盆　上肩
布膻中
循臑外

从膻中上
其支者
散落包心

下膈

上贯肘

循属三焦

出臂外两骨之间

循手表腕

上出两指之间

起于小指次指之端

是动则病
耳聋浑浑焞焞
嗌肿喉痹

是主气所生病者
汗出　目锐眦痛
颊痛
耳后肩臑
肘　臂外皆痛
小指次指不用

10

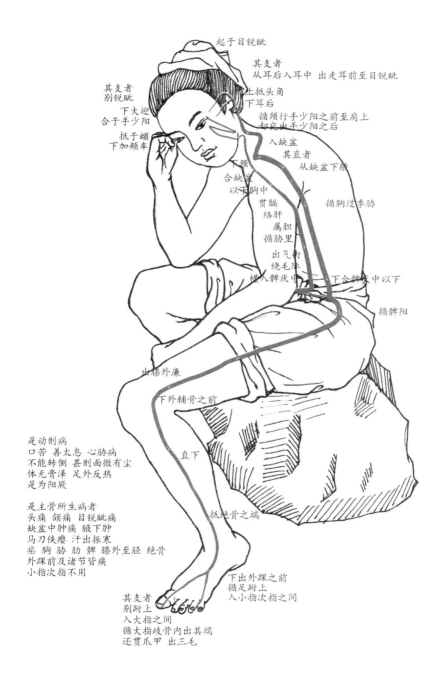

起于目锐眦

其支者
从耳后入耳中　出走耳前至目锐眦

其支者
别锐眦
下大迎
合于手少阳
抵于顑
下加颊车

上抵头角
下耳后
循颈行手少阳之前至肩上
却交出手少阳之后

入缺盆
其直者
从缺盆下腋

下颈
合缺盆
以下胸中
贯膈
络肝
属胆
循胁里
出气街
绕毛际
横入髀厌中

循胸过季胁

下合髀厌中以下

循髀阳

出膝外廉

下外辅骨之前

直下

是动则病
口苦　善太息　心胁病
不能转侧　甚则面微有尘
体无膏泽　足外反热
是为阳厥

是主骨所生病者
头痛　颌痛　目锐眦痛
缺盆中肿痛　腋下肿
马刀侠瘿　汗出振寒
疟　胸　胁　肋　髀　膝外至胫　绝骨
外踝前及诸节皆痛
小指次指不用

抵绝骨之端

下出外踝之前
循足跗上
入小指次指之间

其支者
别跗上
入大指之间
循大指歧骨内出其端
还贯爪甲　出三毛

胆足少阳之脉

11

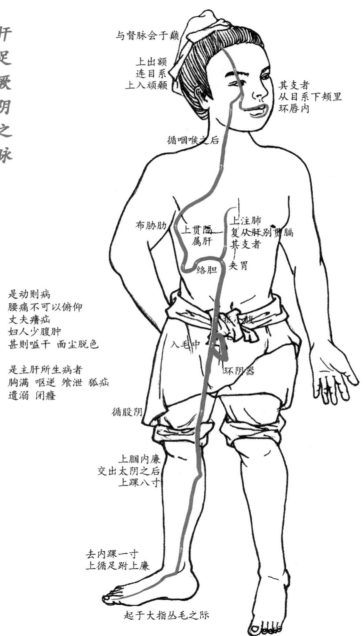

肝足厥阴之脉

与督脉会于巅

上出额
连目系
上入颃颡

其支者
从目系下颊里
环唇内

循咽喉之后

布胁肋

上贯膈
属肝

上注肺
复从肝别贯膈
其支者
夹胃

络胆

抵小腹

是动则病
腰痛不可以俯仰
丈夫㿗疝
妇人少腹肿
甚则嗌干 面尘脱色

入毛中

环阴器

是主肝所生病者
胸满 呕逆 飧泄 狐疝
遗溺 闭癃

循股阴

上腘内廉
交出太阴之后
上踝八寸

去内踝一寸
上循足跗上廉

起于大指丛毛之际

目　录

前　言

　　本书旨在研究生命的规律，生命与自然的规律，生命与时空的规律，生命内在的运作与循行的规律，让人们明白人体的运作，只有这样才能有机会调和人体，健康长寿。所谓人体的奥秘，即人体的生理运作特点，即是人体内在的运作规律。每个生命都有其独特的运作规律，随着时间的推移，生命也会随之发生相应的变化，固定的方法或者临床经验如何做到平衡时空中动态的生命？当人体出现症状，也就是人体的生理平衡被打破了，从而进入了病理状态，从十二经脉病到五脏六腑病，再到病入膏肓早期，病入膏肓中期，病入膏肓晚期的状态。本书对膏肓区域做了清晰的定义，"病入膏肓检测手法"也应运而生，该法可及早发现膏肓存在的不同阶段的问题，早发现、早预防、早调理，化解膏肓堵塞也是养生防病治病的关键点。

　　调理身体、改善症状只需要满足人体的需求，平衡影响人体的各个因素，人体的病理自然会消失，回到正常的生理状态。一种药物，一种疗法并不能解决人体长时间的生理需求问题，这都只是暂时的治标，要做到让人体保持在正常的健康的生理状态，就得持续不断地平衡协调影响人体的各个因素。

平衡影响人体的因素大致有十个，都跟生命的延续密切相关，我们会在正文中详细讨论。人体从出生到老，不是靠吃药物或者某种疗法去维持与延续的。自然中的阳光、空气、水、食物都是维持人体健康成长的基本要素，没有人可以离开它们。从另一个角度来说，生命的延续无非是"盗"用其他动植物的精气神，从而来维持自己的精气神，通过吸收阳光、呼吸空气、吃饭、喝水，从而让自己的生命得以持续。只要生命的需求被满足了，我们即使不能长生不老，但长寿健康还是可以指望的。

认识生命，从我们自己的身体开始。每个人的身体都是一座宝藏，需要我们自己亲手去发掘。如果只是依靠医生或者调理师，在许多关键的时刻就会错失许多宝藏，从而对我们的身体造成不可逆的损失。所以，不管是医生还是普通老百姓，我们都要去了解且遵守生命的运作规律，了解自己身体的方方面面。如果我们生命的需求得不到满足，我们身体的需求得不到满足，我们的身体的客观运作规律得不到保证，那么，生病就是迟早的事了。

种瓜得瓜，种豆得豆，想健康就得有对健康的认识，希望通过阅读此书，可以让大家种下健康的种子，进而形成健康的思维，获得健康的身体。本书为"食在道中"弘佳、洪魁、妙真、怡挚、观明等老师向黄文子道人学习过程中的记录整理，于琐碎中自成系统。也鉴于书中诸多观点的颠覆性较强，甚或在整理之中有粗疏不当、词不达意之处，读者达人需细心琢磨，取能用者用之，无用者弃之，须知千人千面，有仁者可见仁，有智者可见智。

何为健康人

　　不同的医学对生命有不同的认知，对生命的认知不同自然会导致对身体的理解不同，如何为健康的人，对于现代医学来说，健康的人就是没有不舒服的症状，体检结果无异常，且思想行为无异常。但就是这些被认为"健康"的人却经常会发生突发心梗或罹患癌症以致猝死的情况，而他们在发病前半年体检却并无异常。

　　这里引出一个问题，一个被现代医学认定为健康的人，为何会在短期内发生如此大的变故？大家都明白一个道理，事物的发展都是由量变到质变的，一个人的身体或者一个生命突然发生质变，肯定是经历了时间与空间的量变过程，同时也说明现代医学对健康的人、健康的身体的认识还是不够的，其定义还不够准确。那何为健康的人、健康的身体？我们要如何才能找回一个健康的状态，这就需要大家放下对健康状态的固有认识，用更开放的心态去探索、去研究，只有明白了什么才是真正的健康人，我们才有机会准确地找到健康的状态。

　　我们对健康的认识，可以用《素问·上古天真论》篇的"肌肉若一"四个字来诠释，也可以用《道德经》第十章的"抟气至柔，能婴儿乎"来诠释，在这基础上我们提出了健康的内涵：身体如婴儿般柔软而有弹性，膏肓区域身体间隙空间大，皮肉筋骨脉分层清晰、界限分明；心理如婴儿般的干净，杂念少；灵魂如婴儿般的通透，欲望低。如此，我们明确健康的定义后才能引导人达到这样的健康状态。一个人能有婴儿般柔软的状态，那他的身体必然是通透的，也就不可能有不舒服的症状，此时不但他的体检结果是正常的，他的日常行坐也无不正常。同理，如果一个人的身体不通透了，不想吃东西，排不出屎尿，身体紧绷，四处堵塞，尽管此时的体验结果有可能仍然一切正常，但这个人已经处在不健康的状态了。我们只有像婴儿那样柔软，那样敏感，稍有不适都可以体现出来，才能在疾病来临之前进行规避。

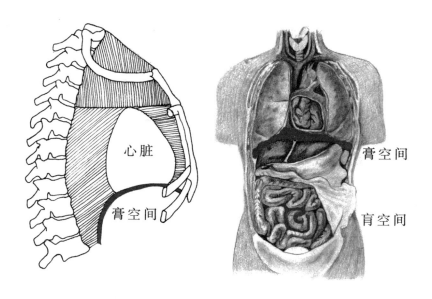

现在大家对健康的认识已经发生了偏差，认为青壮年无病无痛、体检无异常就是健康的，去健身房练就一身肌肉、外表好看就是健康的，红光满面就是健康的，长得结实饱满就是健康的，事实上这些只是片面的、流于表面的健康认知。这里大家需要注意一个问题，如果一个人的体检数据在正常值内是否可以说明这个人就是健康的呢？如果这个人的体检数据不在正常值内了是否可以说明这个人不健康了？体检数据的上下值能否适用于每一个人？举个例子，一个人的体质类型是热性的，另一个人是寒性的，对热性体质的人或者对寒性体质的人做出来的数据统计的上下区间值是否一样？答案是不一样。假设我们做研究，对不同体质的人进行随机抽样统计，当统计数足够大时，就会得出不同体质汇总在一起的一个综合数据，这个综合数据包含了寒性跟热性的人，最后用来衡定寒性或者热性的人的某个生理数据是否在这个综合数据的上下区间值里面，这样就会出现一个问题，假设对热性体质的人的统计数据是在 6 ～ 12 之间，寒性体质的统计数据在 2 ～ 8 之间，样本量足够大的时候综合统计数值会在 4 ～ 10 之间，那么寒性体质数据值 2 ～ 4 的人、热性体质数据值 10 ～ 12 的人用此综合数据去衡量，就会变成不健康的人。体检指标能否作为衡量一个人健康的标准，从此处看显然是不够准确、全面的。

在实践中我们还会见到这样的人，明明体检指标都在正常数值之内，但这个人却浑身不舒服，而有些人的指标显示异常，可这个人实际上却没有什么不舒服。比如有些人尿酸数值很高，可是他的身体却没有什么不舒服的，而有些人尿酸数值在正常的数据范围内，但他的身体却发生了痛风的现象。有些孩子去体检的时候，发现缺钙，可是越补钙反而越缺钙，且此类孩子骨龄一般小于同龄儿童 1 ～ 2 岁，而有些孩子不补钙，其骨龄也大于同龄儿童 1～2 岁。曾经有个高血压患者来我们这里寻求帮助，我们给出建议是无盐饮食。这个人听取建议，在一段无盐饮食方案后，其血压回到了正常值，且偏低了一些，患者的自我感觉有疲累感，去检查后发现是钠的数值稍微偏低，但整个人除了有疲累感，其他的症状都消失了，血压也正常了。在检查后医生建议他要多吃盐，结果吃盐后他又出现了高血压，且浑身不舒服，这是什么原因呢？

其实，此类人在无盐饮食后，其自身的免疫力开始进行自我调节，身体出现类似于冬眠的调整反应，所以才会有疲累感（此处会被现代医学认为是低钠引起的），等调节好之后人的身体就会重新回到春生的状态，这个时候人的活力就恢复了，血压也正常了，一些不舒服的症状也会随之消失。那为何这时钠的数值会偏低呢，其实这并不是偏低，这仍然是身体正常的一个正常数值，只是对于钠的综合大数据而言，看起来是偏低了。这就是体检数据的一个问题所在。此类人群完全可以选择无盐饮食，他们在无盐饮食后并不会出现缺盐后的不适症状，在身体恢复正常后还会一直维持这种状态，也就是自己的身体会主动排斥过多的盐的摄入。

现在大部分人都会认为，不吃盐就没力气，这个认识已经深入人心，根深蒂固。事实上有些人长期吃盐导致了身体动脉硬化、静脉曲张、高血压、高血脂、高尿酸、脂肪肝、心脑血管病变等。因此，洪魁老师经常说，人不是死于疾病，而是死于自身的无知与思想的僵化，死于对过往生活模式的习惯化。

我们认为的健康的标准：身体如婴儿般柔软而有弹性，膏肓区域身体间隙空间大，皮肉筋骨脉分层清晰界限分明；心理如婴儿般的干净，杂念少；灵魂如婴儿般的通透，欲望低。那么，这个标准跟大家认为的标准有什么区别呢？我们可以详细地解释一下，只有明白什么是健康的，我们才能朝这个方向去努力。这就好比你想要去一个地方，但目的地在哪里、方向是什么都不明确，那么你一定到不了那个地方。只有你明确了你要去的终点，你才会规范好行进的路线，并且学习解决处理路线上遇到的问题，最终你才能有机会到达你想要去的地方。因此，对于健康的定义很重要，定义清晰后你才可以往那个方向去努力，才可以达到这个目的地。因此，人们重新审视健康的内涵，已经迫在眉睫，只有明确了健康的标准，才有机会回到健康的状态。

与健康相对应的是"病入膏肓""无可救药"，这些听起来好像很碜人，但这也是我们在追求健康的路上必须要了解的知识。我们需要了解膏在哪里，肓在哪里。膏在人体对应的部位是我们的横膈膜，肓在人体对应的部位是肚脐周围一大圈。膏，横膈膜的部位，承上启下，是人的天部与地部的分界线，身体气血由下至上运行到此，会在膈下斡旋。通过中医的切诊，直接用4个手指按压人体的剑突下胃脘部区域以及两侧肋下边缘可以检测一个人的膏区域是否通畅。如果膏区域不通畅的人，按压这些部位会出现闷、胀、刺痛、闷痛、胀痛、拒按、发硬等反应。通过这个方法我们就可以检查人体膏区域的堵塞程度，也可以检测出相应部位的五脏六腑的问题。很多说自己没有症状、没有任何不舒服的人，通过中医的这个切诊，就可以发现其身体内隐藏的问题，找出问题了，疾病也就无所遁形了。有些人的膏区域出现拒按、痛甚、硬块等症状，就类似于《伤寒论》说的五脏结积，这在临床治疗上困难相对要大一些，而往往有这些症状的人可能平时并无异常，直至突然某一天罹患重病或者突然暴毙而死。这里再强调一下，平时身体没有异常并不代表身体没有问题，如果检测膏肓触摸到膏区域发硬不柔软、疼痛拒按，那就要引起警惕了，这很可能会是大问题，比如胃癌、胰腺癌、胆囊癌等。

有一位梅州的患者，于2021年年初感觉有轻微胃胀不适，自述自身无明显异常，平常也不注重检查身体，之后当胃病治疗了大半年，其间病情反复，后因胃胀加重，去大医院检查，确诊为胃癌晚期多部位转移，结果没过几天就去世了。其实像这位患者的情况，是可以通过膏肓检测，也就是中医说的切诊，能够提前发现的，再不济也不至于临死而不知。

肓的位置，在脐周，脐周、脐下为人体藏精而起亟、聚精化气而升腾之处，也是体内湿雨津液等下归，渗而成尿聚而成精之所。此处如果堵塞，也可以通过中医的切诊，在这个部位触摸到硬条肌肉、硬结、硬块，有闷、胀、痛、闷痛、胀痛、刺痛、拒按等症状。当肓被堵塞之后，湿雨下归不能聚水成精、化气升腾，肚子里面一堆水就积聚在腹部形成腹水水肿，也就是所谓的肝腹水。同理，肓的区域也可以相应检测肾脏、女子胞（子宫）、卵巢附件、大肠、小肠、膀胱、前列腺等是否存在问题。所以，我们只要能熟练地运用中医切诊，就可以发现很多身体平时隐藏了的问题，只有提前把这些问题处理好，人才可以进入真正意义上健康的状态。

很多看似正常的人，通过中医切诊发现膏肓区域都或多或少有堵塞。有一半以上的人在其膏区域按压有隐痛、胀痛、闷痛甚至拒按之感，此类人是病入膏的中期，如果疼痛拒按感强烈，那就是病入膏的晚期了。肓区域也是如此，很多女性在子宫附近小腹区域，由里而外有轻微隆起，外表看略凸，切诊按下去发硬疼痛，这是典型的病入肓的表现，这种女性通过B超检查，一般都会有子宫肌瘤、腺肌症、子宫内膜异位症、巧克力囊肿、宫颈囊肿、卵巢囊肿、肿瘤等疾病。通过对膏肓区域的认识，大家会明白，为什么我们在定义健康的内涵和标准时是以婴儿作为参考的。如果你去按压婴儿身体的膏肓区域，会发现这些地方是柔软且有弹性的，膏肓区域空间间隙大，这是身体健康的正常状态。

膏肓区域，膏区域横膈肌以上部位有肺、心、心包，横膈肌以下部位有肝、胆、脾、胃等脏腑，肓区域有大肠、小肠、三焦、膀胱、肾、女子胞、卵巢附件、前列腺等。膏肓区域的空间里面装载了人体的五脏六腑，膏肓之所以生病，与五脏六腑的运作失衡，有很大关系。正常情况下，五脏六腑运作有条有序，此时五脏六腑所处的空间比较大，气血充足，撑开了五脏六腑所在的空间，五脏六腑受气而悬浮着。当人饮食不节，吃东西喝水不能根据节气的变化去匹配适合自己的食物与水量时，五脏六腑自然就无法正常运作了，气血受堵瘀积局部以致引发疾病。此时五脏六腑的空间逐渐变小，堵塞，膏肓区域空间也跟着变小堵塞，所以我们说病入五脏六腑是病入膏肓的前一阶段。

现在有很多婴儿，从母乳喂养开始其五脏六腑的运作就会受到伤害。这个观点提出来，很多人会接受不了，会反问，母乳喂养不是现代科学倡导的最好的喂养方式吗？没错，前半年母乳喂养是最好的喂养方式，婴儿肠胃未发育完善前，母乳更容易被消化吸收。注意，容易被消化吸收不代表没有伤害。母乳是否适合婴儿，需要我们更进一步去观察婴儿的大便。如果大便次数多，大便形状不对，或者大便几天一次，呈羊矢状或大便硬结，这很大可能就是母乳不适合引发。继续观察，会发现这类婴儿很容易在3个月内出现疾病症状，如流鼻涕、打喷嚏、鼻塞、咳嗽、支气管炎、肺炎等。不适合这个婴儿的母乳进到这个婴儿体内，会分解出不适合的气跟一堆粪便，这个气简称邪气，会破坏婴儿五脏六腑的正常运行次序，从而引发疾病。

《素问·阴阳应象大论》："治五脏者，半死半生也。故天之邪气，感则害人五脏；水谷之寒热，感则害于六腑；地之湿气，感则害皮肉筋脉。"一个婴儿喝了不适合自身的母乳，邪气即随之进入五脏六腑，刚出生就半死半生矣。但好在人的代偿能力很强，会通过五脏的运作，顺着十二经脉循行方向将邪气运输到人的四肢、头颈部、脊柱，变为皮肉筋骨脉的痹病。因此大部分人的早期症状是颈、肩、腰、腿等部位的疼痛感，是四肢、头颈部、脊柱的皮、肉、筋、骨、脉被五脏排出来的垃圾堵塞了，进而产生炎症、粘连、硬化、钙化等问题，最后皮、肉、筋、骨、脉分层不清晰，界限模糊。这在堪称"血肉模糊"的身体里面运行的气血通道又怎么会通畅流利呢？皮肤失养，皮下结节，皮下脂肪粒堵塞了皮下通道，自然而然就形成了皮痹。用手捏皮肤的浅层，你就可以感觉到皮下脂肪粒、皮下小结、皮肉粘连不分开等情况。

本来是像婴儿一样的肌肉，肌肉若一，柔软、有力且有弹性，但现在几乎所有的肌肉都分开成了一条条僵硬的肌肉，这个状态就叫肉痹。肌肉承受了来自五脏的邪气内化为肉痹，肉里面有很多小硬结，肉跟肉之间还粘连，导致肌肉界限不清晰，空隙不明显。许多人认为健身后肌肉一块块地条理分明，这就是健康的状态，其实这是一个误区，肌肉被分成了一块块，发硬、打结且脱水，这是肉痹的表现，并不健康。且肌肉之间的缝隙小还影响了毛细血管、中小血管以及神经淋巴管的分布，这是不利于人体供血以及信息系统的畅通的。肌肉板硬不利于气血在肌肉里面循行流通，因此这种肌肉也容易被拉伤等，体育运动员容易出现肌肉拉伤就是如此，肌肉受了邪气且缺水形成肉痹导致容易受伤。人的身体好不好，看的不是有形的肌肉，看的是穿梭于身体里皮、肉、筋、骨、脉间的气血是否通畅，如果气血充足且可以循行畅通，自然这个身体差不到哪里去。我们对一块块分开的、变硬的肌肉进行切诊，可以发现有些肌肉硬块你捏下去，患者的痛感会很强烈，甚至受不了。为何如此？原因很简单，肌肉缺少了气血的滋养和保护，一块块打结僵硬的肌肉，捏下去能不痛吗？

脉是穿梭于肌肉之间的供血系统，类似于城市里面的供水系统，将水输送到千家万户。脉也是如此，将血输送到身体的每一个角落，皮、肉、筋、骨靠血的濡养才能维持其鲜活有生命力的状态。如果脉受了五脏输出的邪气侵害而形成脉痹，局部毛细血管就会堵塞，进而导致身体的某些部位得不到血液的濡润而生病，具体的现象有皮肤发干、变白，肌肉发干、发硬、萎缩，血管变硬、变脆，筋膜发干、扭曲、打结，骨质变得疏松或变硬、变脆。脉分为孙脉、浮脉（类比毛细血管）、络脉（类比浅表静脉及具备一定容量可供储血功能的毛细血管）、经脉等，受五脏输出的邪气堵塞，本身也会扭曲、打结、增生、萎缩，导致局部血液不能回流至经脉而引发血管瘤、静脉曲张、深静脉栓塞等问题。

筋，起到维系人体组织结构稳定的作用。筋像一张大网膜，由浅至深网着不同的组织，筋分为片筋膜、大网膜、局部筋腱等。神经血管、淋巴管跟片状的筋膜一起结伴而行，肌肉的末端筋膜收束为肌腱，肌腱连接着关节，关节、肌肉、骨骼、血管、藏器、胸腔、腹腔等都有筋膜包裹着。筋膜受五脏输出邪气的侵害后容易打结、粘连、钙化、增生而扭曲，受寒容易紧缩，受热容易松弛，影响着结伴而行的神经血管、淋巴管功能的正常发挥。有些人在吹空调后，筋受寒收紧、扭曲，会导致伴行的血管也发生扭曲，引起血脉局部瘀堵而出现局部疼痛，如偏头痛、颈椎痛、腰椎痛，但洗个热水澡疼痛就消失了。

骨，起到支撑身体行走的作用。不同部位的骨骼组合在一起形成身体的框架，在这个框架基础上加皮、肉、筋、脉及五脏六腑就组成了我们的身体。如果骨受五脏输出的邪气侵害，骨得不到正常气血的滋养，就会出现骨质疏松，如果局部邪气堵塞，影响骨中气血运行，就会出现骨质增生、骨搭桥、骨髓炎等疾病。

五脏六腑中的心为君主之官，心在人的身体里面的角色是君，其他脏腑就是心的臣，当我们吃了不适合自己的食物、喝了不适合自己的水、闻了不适合自己的气味后，君臣都会受到邪气的侵害，为何这样说呢？我们想想，吃进去的东西一定是对你好的吗？为何有些人吃了某些食物后突然浑身不舒服，会出现荨麻疹、拉肚子、便秘、失眠、落枕、关节痛等症状。从这里可以看出，入口的食物、水、空气，入体的光，有一部分对人是好的，同样有一部分对人是不好的。好的叫正气，正气存内，邪不可干；不好的叫邪气，邪气会影响君臣的关系，挑拨离间，引发君臣之间的矛盾。我们的身体是个智能的自然体，会主动将邪气输出到四肢以及头颈、脊柱的皮、肉、筋、骨、脉里面去堆放，从而给五脏留下相对正常的空间。但邪气运输到四肢百骸，自然就会引发皮、肉、筋、骨、脉的疾病。现在大多数人先出现的疾病就是颈、肩、腰、腿痛，然后开始出现不同的炎症。当四肢的邪气充满之后，邪气就只能停留在五脏六腑的区域了，从而出现胆囊炎、胃炎、肠炎、宫颈炎、肝炎、肺炎、心肌炎、肾炎等疾病。

炎症日久，不同部位的组织，五脏六腑、皮肉筋骨脉就会开始发生粘连、增粗、增厚、囊肿、结节、肌瘤、硬化、钙化等症状，甚至引发癌症等疾病。五脏六腑形成各自的痹症，如心痹、肝痹、肺痹等，痹症日久必定堵塞膏肓区域的空间，此处空间会逐渐变小萎缩，最后导致五脏六腑相互挤压而发挥不出本该有的作用。也因此病入五脏，半死半生，无可救药。

讲到这里我们应该大致可以理解正常状态的人是什么样的了。对比全身僵硬的老人、精力充沛的青壮年、柔软具有弹性的婴儿，大家要明白健康人的内涵是什么，标准是什么。很多人会认为青壮年是健康的，但在我们看来，青壮年的免疫力几乎尽失，其四肢捏下去几乎都会产生疼痛，他们对空气、周围环境、不同节气、吃的东西、喝的水、不良情绪等都已经失去了本体的自然感觉，其身体对周围的这些信息变化毫无反应，完全耐受，几乎到了麻木不仁的境地。因此，我们说青壮年人的身体已经失去正气调整的能力，免疫力缺失了。我们再来看婴儿，大部分婴儿容易反复发烧、咳嗽、流鼻涕、打喷嚏、拉肚子等，身体不舒服的概率也会高过青壮年，那么这到底是免疫力好还是免疫力差的表现呢？婴儿的膏肓区域柔软通透，五脏六腑空间大，是正常运作的。因此当婴儿的身体摄入了不适合的食物之后，即受邪气侵害之后，就会很明显地影响到他们五脏六腑的正常运作，此时五脏六腑也会很快地将邪气排泄到外周、外圈或者四肢、头颈、脊柱区域，从而显现出发热、咳嗽、怕冷、周身疼痛等症状，而这正是免疫力好的表现，敏感而及时。同样，青壮年在吃了不适合自己的食物后，则不容易出现这些症状，其原因就是青壮年在婴儿时期，五脏六腑输送的垃圾已经填满了这些部位。垃圾堆满后，则五脏六腑的垃圾不能继续大量往外表输送了，于是就只能停留在身体胸腔腹腔膏肓里面，垃圾开始堆积在五脏六腑区域，这样就形成了慢性病，比如高血压、高血脂、高血糖、胆囊炎、肾炎、肝炎、囊肿、肌瘤、结节等。此时身体的免疫力丧失，无力将这些垃圾、邪气往外表输送，自然就不会表现出感冒、发热、咳嗽等症状，进而是以里证为代表的慢性病。慢性病多发频发，身体皮、肉、筋、骨、脉界限消失，血肉模糊，空间变窄，五脏六腑膏肓区域堵塞打结，空间变窄，气血不能充满整个体内空间，四处循行受阻，身体缺失濡养而变得更加僵硬、麻木，于是青壮年就会逐渐过渡到老年人的状态或出现未老先衰状态。

因此我们说免疫力最好的是婴儿，而不是青壮年。在实践过程中，如果青壮年能够正确地吃适合自己的食物，喝适合自己的水，加速排泄身体里面的垃圾，让膏肓、四肢、头颈部、脊柱区域的垃圾可以从身体的皮肤、九窍代谢出身体，让身体的整体空间变大，气血容纳度增加，组织液回到清澈透明流动性快的状态，血液回到鲜红、不黏稠、流动性好的状态，免疫力会重新启动，此时如果这个人吃了不适合自己的食物，邪气进入身体，那么他也会发生发热、咳嗽、感冒等症状。这就是人体的免疫力启动，清除体内邪气垃圾而显现出症状的过程。对于老年人，全身每个部位都是僵硬的，邪气垃圾进入身体，老人几乎不会有太大反应，这都是因为其身体长期耐受已经麻木了。大部分老年人一身都是问题，整天都处于无精打采、周身疼痛、活动困难、胃口差、失眠等状态中，这种情况几乎就是免疫力尽失的表现了。

所以我们说，如果一个人的身体的免疫力强大，当有外邪入侵时，是不可能没有反应的。相反，如果身体免疫力缺失，进入身体里面的邪气再多，身体也未必会有反应，但此时你用切诊的方法进行自检，就会发现身体其实已经隐藏了一大堆的问题，这种状态往往在某个时空点会发生急剧的变化，或突然重症，或突然死亡。所以从这个角度来说，免疫力决定了人的身体的反应灵敏度。免疫强则反应及时，症状快速且明显；免疫力弱，则身体反应迟钝甚至毫无反应，直到崩盘不可救。

看完以上内容，应该可以明白健康的人与不健康的人的区别。健康的人其皮、肉、筋、骨、脉分层清晰，不会粘连模糊。皮与肉，肉与肉，肉与骨，筋与肉，筋与皮等都界限分明。如果大家实在理解不了，可以找一个 3 个月内的婴儿的手臂去捏捏去实际感受一下。而不健康的人其皮跟肉、肉跟肉、肉跟筋、肉跟骨、筋跟骨之间会逐渐发生粘连、变形，各层分层的层次感会消失，皮、肉、筋、骨、脉粘在一起形成结块，肉捏下去会感觉到一块块的硬条索，血管肉眼可见凸显而发青发黑，皮肤红血丝、黑痣、白斑、黑斑、黑影到处可见，多找一些青壮年、中老年人去捏捏就可以发现以上问题。

健康的人的膏肓区域、五脏六腑区域也是柔软而有弹性的，其空间大。相对应的不健康的状态有两种，一种切诊膏肓区域，其肌肉发硬、条索、打结，按哪里都不舒服。另一种整个腹部都软塌没有弹性，这两种极端都是不健康的状态。一个是气血还可以，身体四处堵塞；一个是气血亏虚，肉软而无神。

在明白什么是健康的人什么是不健康的人之后，我们的思维就不会停留在旧有的认知中了，也就不会掩耳盗铃，自欺欺人，进而学会调整思维，及早发现问题，及早去想办法解决问题。有人说，我朋友（同事、家人）前几个月还好好的，最近检查突然就得了癌症，这太突然了，心里接受不了，还没几个月就死了。也有人说，我朋友好好的一个人，怎么突然就猝死了呢？生活中经常听到"突然"两个字，但我们的身体怎么可能会"突然"就出现重大变化呢？任何事物的发展都会经历从量变到质变的过程，身体也不例外，疾病都是一天天累积出来的，不存在突然一说，我们之所以觉得突然，是因为我们没有看到那日积月累的过程。

另外，我们需要知道的是，健康的身体应该具备上下左右前后对称的艺术美，从这个角度来说，疾病始于身体的不对称。我们有时间可以去医院门口看看，那些进医院的病人几乎都有各种缺陷。或者脸型不对称，脸型歪了；或者身体不对称，身体歪了；或者天庭额头不饱满，鼻梁上方两眉间塌陷横纹多；或者太阳穴塌陷不饱满，鼻梁偏歪，人中嘴歪，左右大小脸不对称；或者长短腿，高低肩，左右肋骨饱满凹陷不均匀，后背左右高低不等，脊柱侧歪。身体不对称，既是疾病产生的原因，也是疾病导致的结果。所以，我们如果想让一个人回到健康的状态，就得想办法让这个人回到对称饱满的状态。身体回到对称饱满，睡眠自然会变好，大便、小便、胃口、精力自然会回到正常的状态。调理身体一个很简单的办法，就是让这个人的身体对称起来，让这个人进入美的状态。所以也说，能给人带去美感的疗法，就是正确的方法。

遵循一定的规律就可以让身体回到柔软而有弹性，皮、肉、筋、骨、脉分层清晰、界限分明、膏肓区域空间大的状态。在此之后，如果可以找到匹配心与灵的柔软状态，就可以让人回到健康的、无忧无虑的状态。如何理解心的柔软？大家想想小孩子的心灵状态，"抟心至柔，能婴儿乎"。身体像婴儿那样柔软，心灵像婴儿那样纯净，无时无刻保持着对世界的新奇感，感受并享受世界对自己而言的每个新知。心的柔软度，决定了一个人是否可以快乐地活着，这也是很多人的追求。灵的柔软度取决于灵的干净通透程度。灵，中医归属于三魂七魄。一个人的三魂七魄健全，他就会处于安定的状态，反之，如果三魂七魄受到外在邪气或能量的侵蚀，这个人就会很容易出现负面的状态，表现为杂念繁多、言语行为异于往常、不能自控。严重者乃至出现喃喃自语、疯疯癫癫、郁郁寡欢、强迫狂躁、自杀轻生等的抑郁症、神经官能症或精神分裂症的状态。

影响生命的因素

阳光、空气、水、食物

现代医学通过九大系统来研究疾病之根源，对疾病的定义每个系统里面都有明确的解释，这些在现代医学的教科书有详细的叙述，我们就不再重复了。我们是要带着大家从另一个全新的视角去认识疾病。

我们知道，生命的健康成长受到了很多因素的影响，最常见的因素有食物、情绪、地理环境、节气、阳光、空气、水、生活习惯、治疗调理方法等。《素问·阴阳应象大论》："故天之邪气，感则害人五脏；水谷之寒热，感则害于六腑；地之湿气，感则害皮肉筋脉。"《素问·痹论》："五脏皆有合，病久而不去者，内舍于其合也。故骨痹不已，复感于邪，内舍于肾。筋痹不已，复感于邪，内舍于肝。

脉痹不已，复感于邪，内舍于心。肌痹不已，复感于邪，内舍于脾。皮痹不已，复感于邪，内舍于肺。所谓痹者，各以其时重感于风寒湿之气也。"

《内经》对于身体受伤害的论述很清晰，天之邪气、水谷之寒热不适都会影响五脏六腑的正常运作。十二经脉对应的四肢头颈部感受了六淫邪气，形成了皮肉筋骨脉痹，也会将邪气合入五脏六腑痹变为肝心脾肺肾痹等。饮食水谷入胃，如果饮食水谷是适合这个个体的，那么其体内就会产生正气以及正常的粪便；如果饮食水谷不适合这个个体，那么其体内就会产生邪气以及异常的粪便。什么是正常的粪便，这里大致描述一下，成条软，1日1～2解，容易排解，不湿不黏不干不硬，凡是几日1解或1天几解，便烂、便溏、便硬、便羊矢状、便黏腻等，都是异常的粪便。

这里可以把人当成一个机器，比如这个机器是充电的，那个机器是用汽油的，那个机器是用柴油的，那个机器是用光能的，那个机器使用天然气的，结果你给充电的机器用了汽油，这个机器不坏才怪。身体也一样，只是每个个体在"出厂"的时候并没有一份详细的"使用说明书"，所以大家不知道如何去使用身体"这个机器"，如果要吃这个菜的身体，吃了另一个不适合自己的菜，是不是也会因此产生邪气而不舒服，甚至使身体受到破坏，导致身体无法运作。

食物对于身体很重要，大家都非常清楚这一点，但人们对食物的理解大多是营养学上的理解，事实上，药食同源，把食物换成中药，我们就可以得到不一样的理解了。你去找中医开中药，中医给你开的药会有偏性，他们通过药的偏性去纠正身体的偏性。食物也是如此，食物跟中药没有多少区别：要么从地里长出来，因地气而生；

要么通过饲养而来，因地味而生。食物也具备相应的偏性，只是食物的偏性会比中药的偏性弱一些。假设食物的偏性每克为1，中药的偏性每克为5，人每天吃4000g食物，但喝中药的药量为500g，又假设这4000g食物为同一偏性的食物，这500g为同一偏性的草药，最后偏性算下来，4000g食物的偏性往往会大于500g中药的偏性。如果一个人长期吃不适合自己偏性的食物，是否会因此而致病？大部分时候会出现一些症状，并且食物的偏性不适合自己的身体，即使此时的药物偏性是适合身体的，那也只能暂时消除身体的症状。如果药物的偏性有一大部分也是不适合身体，那么消除身体的症状就会更加困难，甚至还有可能出现新的症状。在实践过程中我们发现，只要能吃对适合自己身体的食物，就可以起到治疗的作用，并不一定要吃药或者做其他疗法。

饮食习惯相似引发几代人得同样的病，比如爷爷有高血压，父亲有高血压，子女也有高血压，很多医生会说，这是遗传病，高血压怎么可能是遗传病呢？只是因这个大家庭有相同的饮食习惯、生活习惯，行为习惯，才出现类似的疾病而已，如果家庭里面的成员都能吃对适合自己的食物，就不会出现所谓的遗传病。三高、四高、过敏性体质、神经血液系统等问题的遗传，说到底都是饮食习惯的问题，类似的饮食习惯，延伸出了类似的疾病，只要改变饮食习惯，匹配身体的需求，疾病最后都可能自行消失。

人体有入口，也有出口，入口就是嘴巴、鼻子，出口就是尿道、阴道、肛门、头上七窍、皮肤孔窍等。人要保持身体的健康状态，就要保证入口与出口的平衡。如果入口进入的能量大于出口的能量，时间久了人就会增重变胖，过多的能量堆积在身体里面，就会引起精力过度亢奋、失眠、大便难解、口臭气粗、面红目赤、发热等症状。如果入口的能量小于出口，时间久了人就会减重变瘦，入不敷出，长期得不到正常的能量供应，就会引发疲劳乏力、嗜睡、腹泻、胃口差、低热等症状。

正常健康的人，需要调整入口能量的来源，保证入口的食物、水适合自己的身体，保证入鼻子的空气适合自己的身体，保证从皮肤毛孔交换的气适合自己的身体，保证从皮肤毛孔入体的阳光适合自己的身体，解决了入口能量的问题，那么从入口进入身体的能量都会形成正气，身体就可以得到正气的保护，正气存内，邪不可干。相反，如果吸进了不适合自己的气，吃进了不适合自己的食物，喝了不适合自己的水，皮肤交换的气也是不适合自己的，不能晒太阳也跑去晒太阳，身体就会受邪气的伤害而发生五脏倾斜，使骨骼神经肌肉血管等发生偏移，身体的对称美也就会随之消失，进而产生不同的症状，邪之所凑，其气必虚。不管用什么方法，只要能解决入口问题，把握好从入口进入身体的水、气、食物与自己身体的适应性，让进入身体的都是正向的能量（正气），身体里面的垃圾自然就会越来越少（邪气，体内垃圾的来源），身体也就自然日趋健康。

肺主呼吸，人通过呼吸与外界进行气体交换。人体得气而行，婴儿刚出生时，首先就是哇哇哭，开始呼吸行气，从而推动五脏六腑内部运作，脾胃功能启动，开始排泄粪便，就可以摄入食物。肺朝百脉，助心行血，交换后的清气推动营气、营血输布到身体的每一个角落。在吸气过程中，气充而行，气布而输，脉满而皮肤张开，皮肉筋骨脉均能得到气血的濡养而使身体充满活力。在呼气过程中，脉回缩而毛孔闭关，脉中浊气、浊血流回到心脏与肺进行交换，浊气再排出体外。

人体之气，是可以影响五脏六腑正常运作的，如吸进的是正气，则五脏安定，万物生化，吸进的是邪气，则五脏不安，百病丛生。如何判断吸进去的气适合自己呢？这就需要对整个生命体先进行净化，生命体被净化过后就可以直观地感受到自己吸入的空气是否适合自己。如何净化，首先是吃适合自己的食物，喝适合自己的水，截断垃圾的来源，这样才能使身体干净起来。当身体的体液变得清澈透明，血液变得鲜红流畅，气能正常地循行护身，人的免疫力就会有相对正常的敏感态，此时人对入体的空气就会比较敏感，可以直观地感受到该处的空气吸入是否适合自己。适合自己的气，一般会让自己的机体胸廓大开，精神抖擞，胃口大开，睡眠安稳舒适，人很舒畅，膏肓区域空间明显感觉增大。不适合自己的气，会引起轻微胸闷，胸廓有打不开的感觉，呼吸欠顺畅，人觉轻微不适。这也是为什么故事中不同的菩萨、道仙在不同道场进行修炼，修炼的道场首先得让肉身舒服，如肉身不舒服，坐都坐不住，还谈什么修炼呢。

正常人摄入饮食水谷，饮食水谷经过食道会在胃里面腐熟化为无形的气，通过小肠进一步分解吸收，并在大肠里面进一步吸收最终留下糟粕，塑形成粪便排出体外。气从胃肠中进入腹腔、络脉，通过脾的传输作用，输送到五脏六腑，再输送到身体的上下左右到末端，从末端回流到五脏，食物入体后的去向可参考图1与图2。

饮食水谷经食道在胃里面腐熟化为有形的血，通过脾的传输进入心内循环。腐熟的食物在小肠里面分清泌浊，渗透到肠外变为组织液，之后糟粕进入大肠里面重吸收，最后形成粪便排出体外。

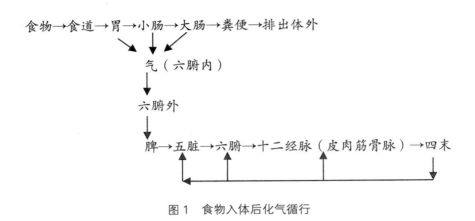

图1　食物入体后化气循行

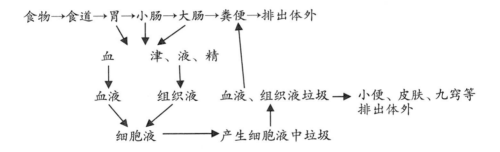

图2　食物入体后化成有形物质代谢

　　假设呼吸的空气不适合这个机体，入口的食物也不适合这个机体，那么气在身体里面就叫邪气，饮食水谷入胃，胃受纳腐熟后，邪气充斥于胃肠道内外，通过脾的输送至五脏，五脏受邪气的入侵，会发生堵塞而形成五脏痹，正常运行的次序会发生偏转，五脏发生倾斜，此时人体的对称美就会被破坏而逐渐消失。在这个过程中，有形的不适合自己的津、液、精、血等垃圾也会从胃肠道渗透到血液、组织液，再从组织液渗透到细胞液，最后身体里面就都充满了垃圾。垃圾会导致组织液、血液变得浑浊不通透，流动性差，最后在细胞里形成垃圾堆，引起细胞病变。

如果进入身体里面的气及食物是适合这个个体的，正气护身，生成的津、液、精、血等也是清澈无杂味的。这些水液相对于吃了不适合自己的食物而形成的水液有很大的区别，一个清澈无杂味，流动渗透性相对比较大；一个浑浊杂味大，流动渗透性相对较差。

疾病的由来以及演变规律

我们结合现代细胞理论来对疾病的成因、发展进行陈述，大家就会清晰地知道疾病的由来和演变过程。前面已经论述，吃了不适合自己的食物，喝了不适合自己的水，胃肠道就会产生垃圾，浑浊带杂味的水液以及邪气被挤压到胃肠外进入组织液，组织液渗透进入细胞液。正常细胞里面的胞液是清澈、舒适、无杂味、流动性稳定的液体，受浑浊带杂味的组织液渗透浸润之后，细胞液也开始变得浑浊带杂臭味，流动性变差，清澈透明的细胞液变为黄色、淡黄色的液体，细胞被垃圾入侵，吞吐这些杂臭液体，就会形成炎症，大家可以观察自己的皮肤发炎时的形状，外观看是一堆黄色腥臭味的黏液在不断地被分泌出来，这是细胞吞吐浑浊杂臭的液体而形成的垃圾，同时也说明细胞已经无力代谢这些垃圾进而产生炎症。

细胞吐出来的液体带有黏性，会堵塞细胞与细胞之间的缝隙，最终使细胞互相挤压在一起而形成粘连，比如皮与肉粘连、肉与肉粘连、筋与骨粘连、脉与筋粘连、胆囊壁毛糙样改变、膀胱内壁毛糙样改变等。粘连后的细胞失去了正常的净化工作能力，开始分泌微量元素刺激同属细胞的增生，通过增生可以代偿性完成任务，此时身体产生增生增厚纤维化的病理反应，如皮肤增厚、胆囊壁增粗增厚、骨质增生、乳腺增生、肺斑片状改变等。

增生细胞虽然暂时代偿解决了细胞的功能问题，但这也同时使得体内空间变小变窄，使细胞的空间更加拥挤进而相互挤压，时间久了以后部分细胞就会围成一个囊泡，形成囊肿。部分细胞不仅互相粘连打结增生，还互相拥抱挤压在一起，不断增生膨胀挤压，最后形成肌瘤与结节。

增生打结的细胞空间因缩小而互相挤压乃至生热，细胞里面的液体随热度升高而蒸腾化气散失，最终会形成硬化、钙化、干性结节类疾病。到这个时候细胞已经部分或者大部分萎缩，缺失了争夺气血的生命力。为了维持生命力，细胞开始发生变性，由圆润状态变成带尖刺毛刺、分叉浸润状态，由正常细胞变成癌细胞。

因垃圾的不断堆积正常的细胞失去了自己正常生存的空间，由量变到质变，最后变成一个恶性的癌细胞，反过来破坏人体组织，这就是病的由来，也是病从口入的原因。

如果垃圾堆积在肝细胞，肝就会因为肝细胞变性经历肝炎、肝粘连、肝纤维颗粒增粗、轻度脂肪肝、中度脂肪肝、重度脂肪肝、肝囊肿、肝血管瘤、肝良性肿瘤、肝结节、肝硬化、肝癌的过程，这个过程一般需要经历几年到几十年，如果明白了疾病演变的规律，明白垃圾、细胞与疾病的关系，就会意识到要在早期就截断体内垃圾的来源。垃圾来源于哪里？如果把人体比喻成一条河流，天天有人将垃圾扔进河流里面或者将污水排进河流里面，不用太久，这条河流就会变得很脏。同理，如果你天天吃不适合自己身体的食物，这些食物会使你身体里面的气、水液变得脏、乱、臭，时间久了，你的身体也会变得脏、乱、臭，自然百病丛生。病从口入，就是这个道理，生病了你还不调整自己的饮食习惯，或者你的膏肓区域已经被堵住，你还不调整你每日摄取的食物类型，疾病自然会随之一天天加重，直到有一天猝死。肝病的演变可以延伸到心的问题、肾的问题、脾的问题、肺的问题，下面我们做一个路线演示图，大家就一目了然，知道病是怎么来的。

　　垃圾→肝炎→肝粘连→肝纤维颗粒增粗→轻度脂肪肝→中度脂肪肝→重度脂肪肝→肝囊肿→肝血管瘤→肝良性肿瘤→肝结节→肝硬化→肝癌

　　垃圾→肾炎→肾粘连→肾纤维颗粒增粗→肾病综合征→肾萎缩（尿毒症）→肾囊肿→肾结石→肾良性肿瘤→肾恶性肿瘤

　　垃圾→心肌炎（心包炎）→心瓣膜粘连→心瓣膜关闭不全→心肌肥大→心血管堵塞→心肌梗死

　　垃圾→支气管炎→支气管肺炎→肺炎→肺斑片状改变→肺气肿→肺不张→肺心病→肺结节→肺间质纤维化→肺癌

　　垃圾→脾发炎→脾粘连→脾肿大

　　垃圾→胰腺炎→胰腺粘连→胰腺颗粒增粗→胰腺囊肿→胰腺结节→胰腺癌

　　垃圾→胃炎（浅表性胃炎、返流性胃炎、萎缩性胃炎、胃溃疡）→胃息肉→胃大间质瘤→胃癌

　　垃圾→肠炎→肠憩室→肠息肉→肠良性肿瘤→肠恶性肿瘤

　　垃圾→胆囊炎→胆囊毛糙样改变→胆囊壁增厚增粗→胆囊息肉→胆囊结石→胆囊癌

垃圾→膀胱炎→膀胱毛糙样改变→膀胱壁局部增厚→膀胱憩室→膀胱息肉→膀胱结节→膀胱恶性肿瘤

垃圾→宫颈炎→宫颈粘连→宫颈憩室→宫颈息肉→宫颈囊肿→子宫肌瘤→腺肌症（子宫内膜异位症，巧克力囊肿）→宫颈恶性肿瘤

垃圾→阴道炎→阴道息肉→阴道囊肿→阴道良性肿瘤→阴道恶性肿瘤

垃圾→卵巢炎→卵巢囊肿（多囊卵巢综合征）→卵巢良性肿瘤→卵巢恶性肿瘤

垃圾→输卵管炎症→输卵管粘连→输卵管积水→输卵管囊肿→输卵管包块

垃圾→前列腺炎→前列腺粘连→前列腺增生→前列腺结节→前列腺钙化→前列腺恶性肿瘤

垃圾→脑炎
- →脑囊肿→脑良性增生→脑恶性肿瘤
- →脑萎缩
- →脑血管粥样硬化→脑出血或脑梗死

垃圾→皮炎→皮下粘连→皮肤湿疹→皮肤癌

垃圾→血管炎→血管斑块堆积→血管堵塞（与血脂堆积关系密切）

垃圾→骨髓炎→骨质增生粘连→骨瘤→骨癌（骨失去濡养则骨质疏松）

垃圾……

由此，大家知道了疾病的由来以及疾病的演变规律，不同病名之

间，看似毫无关系，实际是都是垃圾在身体里面日积月累堆积的结果，因堆积的程度不同而显现出不同的症状。如何知道自己的身体对应到了哪一个阶段的问题，除了去医院检查之外，最简单的办法就是使用中医的切诊方法，这种方法我们称之为病入膏肓检测法、五脏检测法、如婴儿乎测体法、十二经脉检测法。

我们再举个例子，帮助大家理解身体随着时间推移发生疾病的演变过程。一般身体最初出现的症状是流鼻涕、打喷嚏、鼻塞、怕冷、发热、咳嗽、干咳无痰或者咯痰多、拉肚子、牙齿痛、口腔溃疡等，这些问题一般你去药店，随便找些中药、西药吃都可以恢复，甚至有些人不用任何处理也能恢复。这里引申出一个问题，症状消失，是否就代表身体已恢复正常了呢？有没有这样一种可能，症状消失，其实是邪气从表证入里，变为里病、五脏六腑病，在表的症状只是假象般消失？从这个方面来看，症状消失，其实是疾病加重的表现。比如有些普通感冒发热，随着感冒发热症状的消失，接着出现了反复咳嗽、颈肩腰腿痛、变异性咳嗽、过敏性哮喘、过敏性皮疹、荨麻疹等，接着又突然有一天，这些症状消失了，随之又出现五脏六腑炎症、囊肿、结节、肌瘤病或者血液系统、神经系统、内分泌系统病，甚至有的过了几年突然得了癌症。这究竟是病经过调理后加重还是减轻了？从传变规律看，病是加重了，这是邪气由浅入深，由表入里，疾病由轻到重的演变过程。从某个阶段局部看，症状消失了，身体恢复正常了。但实际上对于整个身体而言，是邪气在继续往里深入，疾病加重的表现。

这是在实践过程中我们可以看到的疾病的演变规律，看似不同的疾病，实际内在有着不可分割的联系。现在很多人有过敏性鼻炎，此类人群，之前多易出现发热、流鼻涕、打喷嚏、鼻塞等症状，没妥善处理好就出现了过敏性鼻炎体质。2018 年，我们曾接待过这样一位病人，他有过敏性鼻炎。有一天，这人的过敏性鼻炎突然好了，他很高兴地跟我说，自己的鼻炎没处理就自己好了。这个病实际真的好了吗？我们跟踪了他五年，后来这个人跟我说，他得了甲状腺癌。所以我们看到的所谓鼻炎"自己好了"，实际上是该人免疫力丧失的表现。当一个人的身体还有微弱的正气时，他的身体就会自发抵御邪气的入侵，表现为在浅表位置反复流鼻涕、打喷嚏，当身体的正气消失后，身体就会陷入彻底无力抵抗的境地，邪气内陷入里，在里形成结节，恶变为癌症。所以在这个过程中我们看到鼻炎看似消失，实际却已"大难临头"。

看到这里，估计有一大部分人已经明白过来，感冒、发热并不是坏事，起码证明身体正气存内，可以抵抗想入侵的邪气。相反没有感冒发热，却出现颈肩腰腿痛、过敏性体质、血液系统、神经系统、内分泌系统等问题，身体里面开始有胆囊炎、胃炎、肾炎、肝囊肿、肾囊肿、卵巢囊肿、结节、肌瘤、癌症等，这些事实说明人体正气正在丧失，并且邪气披身，导致疾病由浅入深，百病丛生，疾病来临而不知，还给人以一种身体恢复正常的错觉，除了一些五脏六腑被检查出来的问题，从外表看好像确实没有什么问题。内行看门道，外行看热闹，如果以症状的有无或者只是体检数据去评价身体的好坏，那么我们看到的只能是身体在某个时间空间点的一个片段，类似一张照片的缩影而已，不能站在客观的角度，站在发展、演变、传变的角度去看问题自然就看不出真正的问题，自然就会出现有人刚体验完什么事都没有，自我感觉也良好，突然没几个月，就说得癌症、心肌梗死、脑梗死的现象。很多人会说，太突然接受不了，真的是突然吗？绝非如此。一个身体的好坏并不是一时的，过去的哪些因素对现在的身体造成了哪些影响，现在的某些因素又将对未来的身体有什么影响，这样才能客观地去分析身体处于哪个阶段，才可以客观地去评价身体的好坏。

在实践过程中，我们经常可以遇到多发结节体质，多发肌瘤体质，免疫亢进体质，血液系统紊乱体质，内脏囊肿、结节、肌瘤、癌症体质，这些问题体质在经过我们的调理后，会出现皮疹、水痘、疱疹、荨麻疹、流鼻涕、打喷嚏、鼻塞、咳嗽、脸色手脚发黄、手脚先转冷、脚肿、脸部看似微肿、周身骨头游走性一过性疼痛、筋局部拉紧、腰酸痛、妇科内分泌一过性混乱、白带增多、血块增多、掉头发、体重大幅度减轻或增长、一段时间容易疲劳乏力等症状，这些看似身体症状在加重的反应，实际是调理对了之后，身体里面的邪气在按原路返还所表现出来的现象，邪之入路即是邪之出路，这些症状对于调理的那个人而言，之前就出现过的，当这个身体被调理好之后，气血恢复，正气存内，又会鼓动正气将这些垃圾邪气清理出体外，于是就会重新出现当年出现过的症状，这也是"药不瞑眩，厥疾弗瘳"的原意。表达身体调理好之后，过往的症状重新出现，这就是身体疾病由重转轻的过程。

除了呼吸进来的气和入口的食物，入口的水也是影响人体最主要的因素之一。经常听不同地方人说，这个人水土不服，所以身体出了故障。水不服、土不服，意思是水与土不适合身体的需求，为何会出现这种情况？水，从外表看，没有区别，但仔细去区分，区别还是很大的，有些地方水热，有些地方水凉，不同的水内在的能量不同，如果该水的能量与身体的能量不适应，就会导致水入体后成为身体的垃圾水，这水不仅不能帮助五脏的正常运作，反而会阻碍五脏的正常生成次序。《道德经》："五色令人目盲，五音令人耳聋，五味令人口爽，驰骋畋猎令人心发狂，难得之货令人行妨。是以圣人为腹不为目，故去彼取此。"这段文字陈述了一种正知，即五颜六色只会让人眼睛看不清楚事物的本质，五音六律会让人听不清楚真正的音律，吃食物不是为了匹配身体的需求，仅仅是满足吃美食的欲望，就会影响自己的身体健康。不要被看起来相同的水欺骗了你的双眼，水的内涵是很丰富的。水的性质有热有温有平有凉有寒，只有喝适合自己的水，五脏才可以正常运作，膏肓区域才可以快速打开，身体器空间容量才能稳定纳气持久顺道而行。喝不适合身体的水，身体反被水所伤，得不到水的滋润，水不得达于四末而滞留局部，阻碍阴阳的平衡。水看似不起眼，实际是使人出现不适的重要因素之一，知其要者，一言而终，不知其要，流散无穷。

六淫邪气传变

除了呼吸进来的气、入口的食物、入体的水和阳光，身体四肢头颈脊柱区域皮肉筋骨脉也会容易受六淫邪气而引发身体的不适。《黄帝内经·痹论》："五脏皆有合，病久而不去者，内舍于其合也。故骨痹不已，复感于邪，内舍于肾。筋痹不已，复感于邪，内舍于肝。脉痹不已，复感于邪，内舍于心。肌痹不已，复感于邪，内舍于脾。皮痹不已，复感于邪，内舍于肺。所谓痹者，各以其时重感于风寒湿之气也。"

这是人体生病的第二条路线，由外而内的邪气入侵路线，十二经脉对应的四肢头颈部脊柱区域感受了六淫邪气，形成了皮肉筋骨脉痹，也会将邪气合入五脏六腑痹变为肝心脾肺肾痹等。具体的是骨受了寒邪湿邪，邪气会顺着骨跟肾之间的经脉路线到达肾里面，形成肾痹，影响肾脏的正常运行。同理筋受了寒邪湿邪热邪邪气，也会顺着经脉路线到达肝里面，形成肝痹，影响肝脏的正常运行。肉受了湿邪风邪热邪邪气，也会顺着经脉路线到达脾里面，形成脾痹，影响脾脏的正常运行。脉受了寒邪热邪湿邪邪气，也会顺着经脉路线到达心里面，形成心痹，影响心脏的正常运行。皮受了寒邪热邪湿邪邪气，也会顺着经脉路线到达肺里面，形成肺痹，影响肺藏的正常运行。

什么叫痹呢？《素问·痹论》："黄帝问曰：痹之安生？岐伯对曰：风寒湿三气杂至，合而为痹也。"从甲骨文可知痹（见图3）的原意是风邪、寒邪、湿邪通过皮肤进入人体内，在人体局部形成一个阻塞点，甲骨文的上端那个圆圈就是阻塞点，这个阻塞点会影响气血在该部位的运行，使从远方汇聚来的气血在这个堵塞点堆积乃至瘀堵而形成结节。

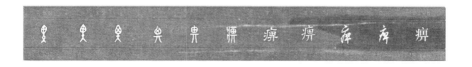

图3　痹的字形

痹就是打结的意思，经脉瘀堵后气血停留在局部形成有形的结节。五脏痹，五脏里面形成了结节类的东西，一开始这个结节很小，肉眼不可见，随着时间的推移，气血堆积在这个地方越来越厉害，结节逐渐增大。痹是结节的开始，因痹而生结。现代社会，天气稍有炎热人们就开空调降温，长此以往空调到处都是，空调吹出的寒气会使身体形成寒痹，寒痹日久，随经脉入脏，容易在五脏里面形成结节。这是现在越来越多的人得痛风、关节病、肌瘤、结节、癌症的原因之一。

邪气从表皮入侵身体的路线，《内经》已经描述得非常清晰，《素问·调经论》："帝曰：风雨之伤人奈何？岐伯曰：风雨之伤人也，先客于皮肤，传入于孙脉，孙脉满则传入于络脉，络脉满则输于大经脉，血气与邪并客于分腠之间，其脉坚大，故曰实。"《灵枢·百病始生》："是故虚邪之中人也，始于皮肤，皮肤缓则腠理开，开则邪从毛发入，入则抵深，深则毛发立，毛发立则淅然，故皮肤痛。留而不去，则传舍于络脉，在络之时，痛于肌肉，其痛之时息，大经乃代。留而不去，传舍于经，在经之时，洒淅喜惊。留而不去，传舍于输，在输之时，六经不通，四肢则肢节痛，腰脊乃强。留而不去，传舍于伏冲之脉，在伏冲之时，体重身痛。留而不去，传舍于肠胃，在肠肾之时，贲响腹胀，多寒则肠鸣飧泄，食不化，多热则溏出麋。留而不去，传舍于肠胃之外、募原之间，留著于脉，稽留而不去，息而成积。或著孙脉，或著络脉，或著经脉，或著输脉，或著于伏冲之脉，或著于膂筋，或著于肠胃之募原，上连于缓筋，邪气淫泆，不可胜论。"

邪气入侵身体的路径总结如下：六淫邪气（风、寒、热、湿、燥、火）→表皮→腠理→毛发→孙脉→络脉→经脉→输脉→伏冲之脉→膂筋→肠胃→募原→六腑→五脏→膏肓。邪气入侵到皮肤，则皮肤痛，可发汗，邪气随汗而出。邪气入侵到孙脉、络脉，则肌肉痛，此时可针刺、熨敷、艾灸、导引按跷、食养等驱邪外出。邪气入侵到经脉、输脉，则出现肢节痛，腰脊强硬，此时可针刺、熨敷、艾灸、导引按跷、食养等驱邪外出。邪气入侵到伏冲之脉，则体重身痛，此时可针刺、熨敷、艾灸、导引按跷、食养等驱邪外出。邪气入侵到肠胃六腑，此时可食养驱邪外出。邪气入侵到募原五脏，此时可食养、中草药驱邪外出。

邪气入侵身体，由浅入深，在身体不同层次形成不同的痹病。一般常见有寒痹、行痹（风痹）、着痹（湿痹），内热浸淫等局部问题。邪气停留在四肢，形成皮痹、脉痹、筋痹、肉痹、骨痹，停留在肠胃形成肠痹，停留在少腹膀胱形成胞痹。其中皮痹入里形成肺痹，脉痹入里形成心痹，肌痹入里形成脾痹，筋痹入里形成肝痹，骨痹入里形成肾痹。入里就是随着十二经脉的循行路线由表合入至里的意思。

什么叫皮痹，皮受寒邪而成痹，我估计有些人理解不了，太抽象，皮痹就是皮肤增厚粘连，局部形成皮下粒状物，用手轻捏皮肤可以摸到该粒状物。

脉痹，脉受寒邪、湿邪而成痹，类似于毛细血管堵塞，局部血脉不通，皮肤表层可以看到白斑、白点、黑点、黑斑、大块皮肤发白、发黑区域以及手脚冷热交替的地方，可以用锃针顺着经脉循行方向，顺着白点引通脉的通道，也可以在该点的前端找到脉结，针抵住脉结所在部位得气后前后振荡，看后方气会不会过来，按常理前一个脉结解开，对应的该点的脉结也会随之而解。

肌痹，肌肉受湿邪、寒邪而成痹，肌肉打结，若一块的肌肉分成一块块条索状的肌肉，每条肌肉里面都有硬结硬块，肌肉与肌肉之间缝隙变窄，肌肉肌纤维化硬化度增加，肌肉不柔软。气在这种肌肉中是无法正常通行的，肌肉中间有硬结就好像一条公路中间有大石块，车怎么可以开过去呢？气遇到肌肉里面的硬结，很自然地以硬结为中心向四周散逸，随着时间的推移肌肉会越来越硬。肌肉里面缺了气的濡润，就会使肌肉长期处于紧张状态，导致左右肌力不均匀，骨骼也因此容易发生错位、偏移。用员针解，楷模分间肉分，其次小毫针解肉中结，自然肌痹得解。

筋痹，筋受寒邪、湿邪而成痹，筋打结扭曲成一块，遇寒则加速收紧成块，筋上伴随的神经血管、淋巴管也会跟着扭曲，不能正常地把气血送到适当的位置去，局部瘀积而形成痛症。筋痹用圆利针解，得气即筋软化而张，筋痹乃解。筋受热则松弛，一般见于长期低热患者，如癌症。

骨痹，骨受了湿邪、寒邪而成痹，导致骨中热不得化气行水，骨中湿寒积久而形成骨痹，骨痹对应骨质增生、骨搭桥、骨连接、致密性骨化病等。这些病只要让骨的能量流动起来，寒气成物则症状逐渐消失。骨受热，则汗出多，骨中热不得散，骨髓受热化气而升腾，久则形成骨枯，即骨质疏松症，易引起骨折等。

五脏痹，五脏受六淫邪气而成痹，大约就是五脏长结节的意思，比如肝良性肿瘤、肝血管瘤、肝囊肿、肝癌等，形成五脏痹的人，应该及早化解，如痹证日久，五脏发生上下左右前后倾斜，牵拉周围肌肉神经血管筋膜组织发生扭曲旋转，自然引发膏肓区域堵塞，阻隔气的升降离合出入，甚至出现关格而酿成大祸，此时人迎大于寸口 4 倍以上或寸口大于人迎 4 倍以上。

根据邪气入侵身体的路径：六淫邪气（风、寒、热、湿、燥、火）→表皮→腠理→毛发→孙脉→络脉→经脉→俞脉→伏冲之脉→膂筋→肠胃→募原→六腑→五脏→膏肓，可以通过陈述具体的病与病之间的联系，描述邪气由浅入深导致由轻到重不同疾病出现的传变规律，来帮助大家理解邪气的传变路径。从现代医学的角度来看，疾病的病名非常多，看似不同疾病之间没有联系，但不同疾病之间实际上是有内在深入联系的，无非是邪气在浅层则相对较轻，邪气在深层则相对较重。规律如下，陈列的顺序是由浅入深，邪气由皮肤→脉→肉→筋→骨，疾病由表到里、由浅到深、由轻到重的呈现。

皮痹：皮肤发炎、皮肤病（不同湿疹、荨麻疹、牛皮癣、白癜风、神经性皮炎、异位性皮炎等）、皮脂腺囊肿、脂肪瘤等

脉痹：脉管炎、血管瘤、动脉粥样硬化、静脉曲张、深静脉栓塞、动静脉球、动脉梗塞（心肌梗死、脑梗死）、静脉曲张破裂、主动脉夹层破裂、牛皮癣等

肉痹：肌肉发炎、息肉、鸡眼、肉瘤、子宫肌瘤、子宫腺肌症、平滑肌瘤等

筋痹：筋膜炎、筋膜瘤、颈椎病（筋力不均）、腰椎间盘突出症（筋局部抽紧拉出椎间盘）、卵巢囊肿蒂扭转（筋膜发生扭曲）、腹膜结节、运动神经元受损（神经对应中医的筋）、神经纤维瘤、神经脱髓鞘等

骨痹：骨膜炎、骨髓炎、骨质增生、骨搭桥、骨瘤、脊髓空洞症等

邪气由皮肤→经脉→六腑→五脏，疾病由表至里、由浅至深、由轻到重的疾病传变规律。

皮肤：皮肤发炎、皮肤病（不同湿疹、荨麻疹、牛皮癣、白癜风、
神经性皮炎、异位性皮炎等）、皮脂腺囊肿、脂肪瘤等

↓

十二经脉：颈椎病、肩周炎、腰椎间盘突出症、膝关节痛、下肢
疼痛麻痹等

↓

六腑病：胃炎、胆囊炎、小肠炎、大肠炎、膀胱炎、腹膜炎、胆
囊息肉、胃息肉、肠息肉、膀胱息肉、胃大间质瘤、胆结石、
溃疡性肠炎、膀胱肿瘤、胃肿瘤、胆囊癌、肠癌等

五脏病：肝炎、心肌炎、心内膜炎、心包炎、肾炎、胰腺炎、肺炎、
脂肪肝、心脏肥大、肾囊肿、肝囊肿、胰腺囊肿、肺气肿、
肝血管瘤、肝良性肿瘤、肾良性肿瘤、心衰、肾衰、肝衰、
肾上腺嗜铬细胞瘤、肝硬化、肝癌、肺癌、尿毒症等

六淫邪气入体伤人，总结如下：风邪入体导致皮肤瘙痒、荨麻疹、
皮肤病、身体局部麻木、头昏、视物模糊、迎风流泪、面瘫、脑梗死、
心肌梗死等；寒邪入体导致颈肩腰腿痛、局部整体肢体疼痛、抽筋、
血管变硬、静脉曲张、不同部位炎症、粘连、囊肿、结节、肌瘤、
癌症等。湿邪入体导致皮肤湿黏、纳差、头重头晕困乏、身体笨重、
血管硬化、关节湿痛、湿疹、不同部位炎症、粘连、囊肿、结节、肌瘤、
癌症等。燥邪入体导致皮肤干燥、干性湿疹、口舌干燥、便秘、流鼻血、
干咳、不同部位粘连、增粗增厚、硬化钙化等。热邪火邪入体导致皮
肤肌肉溃疡、疮疡痈肿、溃烂流脓，牙龈肿痛、口腔溃疡、脱发掉发、

崩漏、流鼻血、不同部位炎症、粘连、结节、癌症等。

成千上万种病，无非就是邪气由表入里、由浅入深的传变过程中形成了由轻到重的各种病症而已，因邪气的性质不同、因疾病的深浅表里病位表现出来的症状不同，而取了不同的名称，只要掌握了如何平衡五脏、调整十二经脉、驱除人体邪气的方法，认识邪气传变规律，就可以将邪气清除出体外，由深到浅，由里到表，将邪气驱赶出去，从复杂的病名中找到简单的客观规律，运用规律去办事则会事半功倍。

七情六欲

六淫邪气由外向里影响五脏六腑的功能，人的情绪则会直接内在地影响五脏六腑的功能。《素问·举痛论》："帝曰：善。余知百病生于气也。怒则气上，喜则气缓，悲则气消，恐则气下，寒则气收，炅则气泄，惊则气乱，劳则气耗，思则气结，九气不同，何病之生？岐伯曰：怒则气逆，甚则呕血及飧泄，故气上矣。喜则气和志达，荣卫通利，故气缓矣。悲则心系急，肺布叶举，而上焦不通，荣卫不散，热气在中，故气消矣。恐则精却，却则上焦闭，闭则气还，还则下焦胀，故气不行矣。寒则腠理闭，气不行，故气收矣。炅则腠理开，荣卫通，汗大泄，故气泄。惊则心无所倚，神无所归，虑无所定，故气乱矣。劳则喘息汗出，外内皆越，故气耗矣。思则心有所存，神有所归，正气留而不行，故气结矣。"

一个人发怒时，气就会往上走；一个人恐惧时，气就会往下走；一个人开心时，气就会弛缓而行；一个人伤心哭泣时，气就会随泪而消散；一个人受热，气就会沸腾而汗多；一个人受寒，气就收紧而汗少；

一个人受了惊吓，气就会乱窜而失序；一个人思虑过多，气就会郁结在中间脾胃而不行；一个人过劳，气就不足而耗散。这段文字描述了情绪对人的影响，不同的情绪影响人不同脏腑功能的发挥。

肝载温气而左升，肺载凉气而右降，心载热气而上浮，肾载寒气而沉藏，脾载湿气而溉四旁。肝的功能是让身体之气从左升发，肺的功能是让身体之气从右下降，心的功能是让身体之气往上浮越，肾的功能是让身体之气往下沉藏，脾的功能是斡旋身体气的左升右降。

如果一个人发怒，会影响肝气左升的功能，令肝气左升过度而相对右降不及，气停留在左侧头部引发偏头痛，长期发怒，气过多壅塞停留在左胸膺、左肩颈项、左侧头颈部区域，导致左肩高于右肩、左侧颈项发胀转动不灵活、左侧口腔溃疡、左侧结膜炎、左侧中耳炎、左侧甲状腺囊肿结节、左侧脑部肿瘤、左侧脑梗死等症状。左侧胸腔以上部位气多而壅塞，令右下肢气不足而失生化，右下肢就容易出现右侧坐骨神经痛、右侧膝盖痛、右侧跟骨痛、右侧皮肤湿疹、右侧疝气等症状。

如果一个人忧虑焦虑悲伤哭泣，会影响心气上浮以及肺气右降的功能，令心气不得上浮、肺气右降太过而相对左升不及，此时右侧胸膺至头区域因气不足而失养，容易出现左肩高过右肩、右侧偏头痛、右侧颈椎发酸转动不灵活、右侧口腔溃疡、右侧甲状腺囊肿结节、右侧脑供血不足、右侧脑梗死等症状。双下肢则因气血右降太过而壅塞，容易出现双下肢水肿、发胀、沉重、皮肤湿疹、糖尿病足等症状。

如果一个人过度恐惧，会引发肾气沉藏过度而不能蒸腾化气左升，容易出现下半身重，身体沉重困乏，易受惊吓，胆小怕事，男性阳痿早泄失眠噩梦，女性宫冷不孕不育性冷淡等症状。气沉藏于下，则在胸以上的气就相对不足，而出现失眠健忘、头昏眼花、视物模糊、疲劳乏力、颈椎病、头痛、胸闷气短、呼吸欠畅、怕冷背痛、牙龈萎缩等问题。

如果一个人思虑过度，郁郁寡欢，憋屈怨恨，会影响气行气动而气停留在局部，气停而壅塞成痹结，积结日久，郁结逐渐增大成瘤，终成恶性肿瘤。这是身体之气郁闷郁结，而形成内伤的结果。

在这里我们对情绪与疾病的认识进行了延伸，帮助大家理解气对身体的影响。有些人左侧偏头痛，你会发现这些人喜欢发脾气，特别是喜欢顶撞长辈，其发病机理就是人在发脾气的时候，怒则肝气左升太过，壅塞在左侧头部，且长辈一般相对于子女而言在上，你要对长辈发脾气，你的气是往上拉伸的，长期顶撞长辈，自然就会使气在头部壅塞，形成偏头痛的病根。跟自己的平辈另一半或者兄弟姐妹长期发脾气，气容易壅塞在肩膀至颈项肩，长期积累就形成了颈椎病、肩周炎等。有些老人，对子女要求特别严格，喜欢为难子女，对子女有怨气，子女属于晚辈，抱怨时气会往下走，在腰部壅塞，或者在我们的手脚关节部位壅塞，日久之后形成腰痛或者类风湿性关节炎等。

很多女性，喜欢天天抱怨，并且经常有憋屈感、伤心感，在这些综合性情绪作用下，这个人的气血就会紊乱逆乱，长此以往，自然就很容易导致局部壅塞，形成乳腺增生、乳腺纤维瘤、乳腺囊肿、甲状腺结节、垂体微腺瘤、子宫肌瘤、卵巢囊肿等。情绪导致人生病，是可以用气血理论、气的循行堵塞的方向去认识它的。能够认识情绪对身体影响的过程，我们就可以及时地调整好自己的情绪，让自己处于清静开心的状态，自然就会减少疾病的产生。

天地气交与二十四气节

天地气交，二十四节气变化，也会对身体产生影响。整个宇宙都在膨胀与收缩之间交替行进，《内经》称之为阳化气，阴成形。热胀产生气的周循流通，大而无外、小而无内的能量也由此周循流通；冷缩阴凝而物成。地球围绕太阳公转，发生一年四季的寒暑迁移，热胀冷缩；地球自转，发生一天十二时辰的昼夜寒热迁移，热胀冷缩。不管是一年的二十四节气还是一天的十二时辰早晚变化，对人都会有影响。

冬至一阳升，子时一阳升，地下的阳能开始蠢蠢欲动，重阴必阳，阴极转阳，阴者藏精而起亟也，此时地下面的真水开始受热化气升腾，出现气由里向外、由地下向地上膨胀的过程。此时人的身体也一样，在下、在里之精开始化气升腾，如果此时精不能化气，则可能导致人体腹水水肿。

小寒大寒，对应丑时，此时地下之水化气速度加快，热气上升到地表，冰霜遇热吸热而溶解，地上空间热能相对不足而出现小寒大寒的感觉，会比冬至更冷；丑时，地下面水化气速度加快，地下之水气开始往地上面跑。此时人身体在里之精化气升腾速度加快，气积蓄于腹腔，欲冲破膏而进入膏上。

立春雨水，对应寅时，此时地下之气积蓄膨胀而风动，风吹水湿之气往地表冒，地面开始出现潮湿积水情况，清晨雾露之气弥漫于空中，植被打水珠现象明显。风生水起，风动水气动居于地表以上，上气聚而成云，云降而湿雨下归，出现雨水下流的现象，河流水开始增加，水位开始升高。此时人身体脐下脐周之气，受风的推动，出现水气往上、往外至表，再聚云成湿，雨下归入膀胱积而成尿之象。因湿雨季节，人容易犯困、疲乏、四肢无力、嗜睡、昏沉不清爽等。

惊蛰春分，对应卯时，一声雷响，惊天动地，万物苏醒，蛰虫始动，一片春生之象。此时地下之气膨胀受风吹而大规模涌动至地表面，风、湿、热弥漫于空气之中，热蒸湿动，风吹湿动，湿热膨胀充斥整个地平面以上之空间，到春分，地平面以上与地平面以下气的能量几乎等同，此时可以立鸡蛋，上下气压平衡。水化气升腾，地表面热气腾腾，温度逐渐升高，气至天空之极而成云，聚云互相撞击产生雷鸣闪电而化湿雨下淋，雨水会越来越多，蒙蒙细雨、雷阵雨皆有。风吹云动，风起云涌，风吹草动，万物复苏，种子发芽后开始生身。人之身体亦如此，大规模气血越膈而上至头颈、上肢，气血大规模往身之表弥漫，充斥于整个经脉层，热气腾腾，遇皮肤阻挡而湿雨下归，回到身体五脏六腑间的组织液以及循环的血液中。因湿热熏蒸体内，人容易产生皮肤湿疹、手足口病、带状疱疹等各种皮肤病、舌苔增厚、口臭气粗、大便黏腻、头脑昏沉、疲困乏力、胃纳差等症状。

清明谷雨，地表热能大于地下热能，大量阳气破土而出，阳生阴长，植物根茎开始大量摄取土壤里面的营养成分，化气输送至树干、树枝、花叶，开枝散叶，开花出蕾，花草树木开始郁郁葱葱，洋溢着春生的气息。大规模热气、阳气、湿气上升，遇冷而成云，为绵绵细雨、大雨、暴雨、雷阵雨作充足的准备。人身体里面也是大规模阳气升发，卫气由经脉往孙脉、络脉行进，体内深层的邪气被带到浅层而成病，容易出现湿温、暑湿、湿热困住脾胃等症，如恶心欲呕、泛酸嗳气、打嗝呃逆、不思饮食、舌苔厚腻发黄、大便黏腻难解、高热昏沉等。

立夏小满，入夏后地面处于温热状态，一般绵绵细雨开始减少，以雷阵雨为主，地下水大规模渗出至地上河流中，河流中水位不断升高，整个地表空间水气大量增加。植物根茎中的能量，化气输送至植物的末端，开枝散叶，开花结果。温热之气，熏蒸人体，人体大规模气血到达孙脉、络脉层，深层邪气由里出表，刺络驱邪的最佳时间已经到来。此时人体里层水液大规模化气散到四肢、皮肤浅层，相对里层能量不足，所以大部分人不宜吃冷饮、生冷食物，因为里层无热量去内化冷气，容易内生囊肿、肌瘤、结节等。入夏后，人们开始吹空调，在空调制冷作用下制造出一个冬天储存归藏气血的环境，人体的气血受冷而回到筋骨五脏六腑，这样就不利于机体阳气的升发而宜得反季节病。比如流鼻涕、打喷嚏、鼻塞、周身骨痛、颈肩腰腿痛加重、骨病加重、受凉后怕冷等。夏贪凉，体内的邪气不能遇夏由里出表而出于体外，就会导致邪气挤压在体内而内生肌瘤结节癌症等。

芒种夏至，地表处于暑热熏蒸状态，地下水大部分化气至地表以上，汇入地上河流中，河流水位升到最高点，地下能量不足，处于阴冷的状态；地上能量亢热，处于阳实的状态。植物枝繁叶茂，果实成熟，硕果累累。暑热之气，熏蒸人体，人体大规模气血扩充于身体每一个表层的角落，孙脉、络脉层暴露，人体表皮红血丝、黑瘀血络、横络突显。人体脐以下水分以气态形式输送到四末、头颈、皮肤表层，手心脚心发热，毛孔张开散热，身体内层里层相对热能不足，此时仍不宜摄取生冷寒食，宜补充一些肉类高能量食物。夏至一阴生，太阳照射到北回归线，之后开始往南回归线移动，地球上的生命达到阳生阴长的至高点，重阳必阴，生命成长膨胀到尽头，开始进入寒凝收缩的阶段，落叶归根。

小暑大暑，暑热之气胜过夏至，地上阳气开始由阳转阴，阳气者，升腾至极而化湿雨下归，化湿雨过程会散热，散热增加了整个地上空间的热度，出现小暑大暑之暑热熏蒸。阳杀阴藏，阳气开始收敛下降而归入地底，地上河流水位开始下降，水量开始减少。植物在枝叶末端的能量开始折返回到树干区域，为回归根茎做准备。人体孙络、络脉气血开始往皮肤转移，至皮肤而绝皮肤，出汗就气血外泄皮肤，不出汗则气血被皮肤挡回流到五脏六腑而成阴。身体里面的阴开始增加，人体增重的开始，想增体重的人这个时候就要考虑阴成形力量的应用。

立秋处暑，暑热之气入秋则杀，容平而降，地上阳气开始往地下压逼，人体转凉而有压迫感。地上河流水渗透，下归于地，水位下降明显，水量减少明显。植物枝叶干的能量开始下归根茎，树叶开始变黄，枝干变脆，末端开始缺水濡润。人体四末、头颈部、皮肤气血顺应自然力量欲下降收敛入里，末端欲由热转温转凉，大部分气血仍在皮层，秋应皮气而降，此时可刺皮而调人气。

白露秋分，历经立秋处暑，秋气已转微凉或凉，地上气遇凉而降，遇凉而缩，凉气化露，清晨露水增加，昼夜凉意习习，秋风萧瑟，给人以凄凉之感。地上河流水大规模渗透下归于地，水位水量下降减少，河流退潮明显。植物中枝叶缺水而变黄变脆，落叶归根，枝叶干中之能量大规模回到根茎中。人手脚转凉，腹里升温，阳气下膈入于脐中、脐下，水气下归，燥气来袭，出现口干舌燥、胸闷烦热干咳、唇干鼻衄、便干失眠等不适。秋分与春分，地上气压与地下气压相对平衡，区别为秋分是大气由表往里走，春分是大气由里往表走。秋分，上下能量等分，人表里内外也处于阳气对称等衡态。如此时阳气不能从地表返回地下，就会出现地上反热闷憋的状态，民间称之为秋老虎。此外如支气管扩长、肺间质纤维化、慢阻肺、肺气肿、肺心病、心脏病之人不能顺应气节的升降浮沉，交节之际，容易病重。

寒露霜降，地表阳气大部分已经收敛容平下归于地下，地面上由凉转冷，地下由凉转温。地上河流水大部分渗入地下，植物主干也开始脱水，水分下归于根茎。人体毛孔关闭，出汗明显减少，气血从皮肤回到经脉、肉与肉之间，欲归藏入筋骨。膈上气血大部分回流到膈以下，水液下归于脐周、脐下，渗入臀部区域进行储存。

立冬小雪大雪，地上面阳气闭藏入地下面，地上由冷转寒冷，地下由温转热。地上河流水几乎渗入地下，水中沙石显露。植物中大部分水分已经下归根茎。人体毛孔关闭，出汗消失，气血从经脉回到筋骨层、五脏六腑。膈下水液增加，组织液增加，体重增长，脐周、脐下温度由温转热。人容易出现内热、便秘难解、口干舌燥、口腔溃疡、咽痛颊肿，加上受寒易出现流鼻涕、打喷嚏、鼻塞、流鼻血、咳嗽等不适症状。入冬进补，这是大部分人养成的定性思维，实际上入冬后进补，体内的热量增加，热量不能从毛孔外散，加上腹里内热便秘，就会出现口臭气粗、头昏、视物模糊等不适症状，补过头甚至可能导致血气厥逆而爆血管，或者血管堵塞而出现中风、脑出血、脑梗死等。入冬后，饮食反而应该清淡简单，不宜过度复杂，大部分癌症高发于立秋后立春前，其中最主要原因就是冬季进补，机体内热所致。

二十四节气，历经二十四次神气的游行出入交换，每个节气，气交换一次，气的交换影响天地之气的升降浮沉，地球表层温度的寒热温凉。人禀气而生，居处地球，自然也受节气变化的影响，出现体内的寒热温凉变化，人养生、摄生需要顺应天地之气的变化，才能达到天人合一，人体之气才能保持内在制衡的状态。现代人的身体，大部分处于病入膏肓早中期状态，对气的交节已经失去敏感性，无法感知节气的变化对人的影响，即使身体受节气影响而有所不适，也不会往这个方向去想，只会去医院做检查，这充分说明了人已经跟节气脱节了。《道德经》："人法地，地法天，天法道，道法自然。"人能够顺应天地之气的变化去调整自己的饮食起居，顺道而生，道法自然，就不容易被天地之气所伤，可以尽终其天年。

空间能量场

空间能量场也会使人体发生变化，从而引发疾病。中国，相对于西方而言，叫东方，对应二十八星宿的青龙神，青龙主地球能量的敷和升发，太阳从东方升起，西方降落，形成东方能量主升发之势。欧美，相对于中国而言，叫西方，对应二十八星宿的白虎神，白虎主地球能量的收敛容平肃降。俄罗斯，相对于中国而言，叫北方，对应二十八星宿的玄武神，玄武主地球能量的静顺闭藏。赤道，相对于中国而言，叫南方，对应二十八星宿的朱雀神，朱雀主地球能量的上浮升明。

东方相对于西方而言，左气有余，能量处于敷和升发态，人居处东方，体内气血随东方之气敷和输布，往外往表开散，化汗外越皮肤，身体之气回到空气中。东方之人长得相对清秀，体型苗条而结实；西方相对于东方而言，右气有余，能量处于收敛容平肃降状态，人居处西方，体内气血随西方之气收敛容平，往内往里内守，气较多化湿雨下归，身体之气能大部分守在体内。西方之人，体型高而壮实，身材比较高大。西方之人，气血内守而容易引发内热，可以输液清解内热；而东方之人，气血外散而容易引发内凉冷，输液后容易引发内冷而长结节肌瘤等。因此饮食习惯，中国人多喝温水为主，欧美人则到处喝冷饮为主。一般欧美国家孕妇产后不需要坐月子恢复身体能量，而中国孕妇产后需要坐月子，让气血回归，需要养足一个月体内气血充足之后才能外出。这里建议大家去欧美国家旅游回来前 1 天，少吃生冷寒凉，避免在坐飞机回中国期间，在飞机上出现腹痛、腹泻等不适。

中国按地理方位可分东南西北中，不同区域空间能量场也不同，人去到不同的空间能量场，也会出现不同的反应，有些人去到一个陌生的地方，容易引起水土不服，出现呕吐、腹泻，这就是空间能量场对这人的影响。中国的南北方，亦存在很大的饮食差异，北方人饮食多凉拌菜，以小麦、小米粥、面食为主；而南方人多温饮食，以大米、白粥为主。北方人身体容易内热，南方人身体容易内冷，这也是天地气交不同所引起的空间能量场不同而导致的人居住不同空间的生活习惯、饮食习惯、风土民情的不同，这也是为什么中医盛行于南方，而西医盛行于北方。北方人内热，输液后，身体就凉降而舒适。南方人内冷，输液后容易导致身体更冷而不适。不同的空间能量场，对人体之气的升降浮沉、寒热温凉有不同的影响。笔者早年去不同地方跟草医学习，在当地草医都有家传药方，当地老百姓生病有些就找草医解决，效果还不错。但当笔者把草医家传秘方学到手，回到广州当地使用时，同样的患者却起不到应有的疗效，这就是空间能量场对草药在人体发挥作用的影响。离开了秘方的使用环境，秘方也会大打折扣。看似简单的空间能量场，隐藏了深层的能量演变分布规律，人在调养身体时，也要考虑不同空间能量对生命的影响，方可做到进退自如。

因气处位置不同而产生中医的五脏，左边的气叫肝脏，右边的气叫肺脏，中间的气叫脾脏，上边的气叫心脏，下面的气叫肾脏，因部位不同，而分出不同的气，不同的脏。气看不见，摸不着，无形而无象，漂浮而不定，易动而走串流行，气有气的波场，容易受不同能量场的振荡而产生同频共振，从而改变气的波场结构。比如，五音六律，六律，因律之不同，会让气产生不同的气场，会让不同时空的气产生不同的运作规律及循行方向，也因此，不同律可以平衡不同气场的失衡，这也是音乐疗法的起源。真正的音乐疗法，不需要复杂的音乐，你只需要一个简单律的改变，就可以引发整个身体能量的动荡调整。同理，人体接受不同的光波，观看不同的颜色，也会引发身体气的时空能量大调整，自然可以起到调色而调动身体内气的运作从而恢复身体平衡的状态，这是平时可以见到五色疗法的机理。无非不同光波在振荡，不同旋律在振荡，不同能量波场在振荡，引发人体能量的不同变化，或变得更平衡，或变得更失衡。当然，大部分人已经失去了感知能量场的能力，为何会失去这样的能力，答案其实很简单，人体内部的气血通道大部分都已经被堵塞了，身体里面纳气的空间太小，本应该属于无形的空间能量场，却因垃圾不断地堆积在身体里变成有形的皮肉筋骨脉的堆积，粘连、打结，此时就不可能还能感受到气场的改变、波纹的振荡，更不可能体会到生命的共振。只有当你的身体足够干净，气血通道大通，膏肓五脏六腑区域都有大量无形的气撑开的时空场，才有可能对外在的波场、能量场产生共鸣共振的感觉，才会在你的大脑皮层、灵魂深处产生强烈的共振，从而让人感知到空间能量场的平衡作用。通过匹配不同的空间能量场，外波引动内波振荡，使内波的运作方向、循行方向得以调整，身体的能量场得以重新平衡。所以，不同情绪、不同声音、不同颜色、不同质地会产生不同的水气分子结构，产生不同的结果，这都无非是时空共振的作用。

错误方法治疗

错误方法治疗也会伤害身体，引起疾病的发生。什么叫错误治疗？如有一部分人是不适合做艾灸调理的，结果天天做就会耗干烧干身体的水液，皮肤发黄而枯萎无光泽，形体消瘦，失眠亢奋，口干舌燥，烦躁易怒，大便难解，怕冷怕风，出汗过多，疲劳乏力等。

艾灸的原理，就是晒太阳的原理，类似于你在煮一锅水，将锅里的水蒸腾化气，加速气的循行流通。艾灸的作用：一是促进身体里面的水液化气；二是加速气的循行流通，加速气的内外交换。如果一个人已经非常干瘦了，还天天做艾灸，这个人只会越来越瘦，不仅起不到调理的作用，反而会伤害他的身体。另外，有些人属于实热、湿热体质，艾灸加大了身体下丹田的炉心火的力量，本身实热，水化气升腾之力就比平和之人偏大，结果炉心火加大，水化气也增强，最后体内的水液因化气升腾、化汗越出体外而干涸，阴不足以致人干瘦，出现一系列上火的症状，越灸身体反而越怕冷、越内热，最后内热浸淫，肉体软塌塌无神、无弹性。

还有一部分人是不适合做针刺的，针的原理与艾刚好相反，艾挡气散气而布气，针刚好凛冷聚气而行气。针的作用：一是引导气血的正常流通循行，用针去引动气血的流通；二是解结，解掉气血流通过程中的痹阻结节；三是开毛孔而散热，促进热邪的外散。针刺容易引起泄气，而虚证之人无气护身，在疼痛刺激下更容易毛孔大开，出汗频仍，如果继续用针，会促使毛孔继续开大，此时针刺不利于虚证之人关闭毛孔而内守其气，越扎针，人越疲劳乏力，神气越弱，身体越差。

又如，现在女性去调理身体，大都会被诊断为宫冷，如果确实是宫冷，按宫冷对症处理应该很快就可以调整过来了，但有很多人按宫冷的处理方法喝了很多的姜葱水、姜枣茶等类似的温补食物，其症状不仅没有消失，反而还出现逐月加重的趋势，那么我们就要问一下，这部分女性真的都是宫冷吗？是否有些女性是宫热呢？宫热的女性多不多？宫热如何处理？

现在调理身体的方法很多，如何能知道哪种方法适合自己？这里给出几个建议：第一，有效的方法必须是安全、绿色、环保、无不良反应的；第二，该方法可以消除当下身体出现的症状；第三，该方法可以让身体的症状不容易反复出现，远期效果好；第四，该方法可以延缓衰老，坚持之后可以回到"如婴儿乎"的状态，精力回到 18 岁。同时符合以上 4 点方法，就是一个安全且行之有效的方法，找到这种方法坚持下去，就会得到满意的结果。

错误时间治疗

错误时间治疗也是疾病产生的原因。什么叫错误时间治疗，《内经》有详细的记载。《素问·八正神明论》："岐伯曰：凡刺之法，必候日月星辰、四时八正之气，气定乃刺之。是故天温日明，则人血淖液，而卫气浮，故血易泻，气易行；天寒日阴，则人血凝泣而卫气沉。月始生，则血气始精，卫气始行；月郭满，则血气实，肌肉坚；月郭空，则肌肉减，经络虚，卫气去，形独居。是以因天时而调血气也。是以天寒无刺，天温无疑。月生无泻，月满无补，月郭空无治，是谓得时而调之。因天之序，盛虚之时，移光定位，正立而待之。"

《素问·四时刺逆从论》："是故春气在经脉，夏气在孙络，长夏气在肌肉，秋气在皮肤，冬气在骨髓中……帝曰：逆四时而生乱气奈何？岐伯曰：春刺络脉，血气外溢，令人少气；春刺肌肉，血气环逆，令人上气；春刺筋骨，血气内著，令人腹胀。夏刺经脉，血气乃竭，令人解㑊；夏刺肌肉，血气内却，令人善恐；夏刺筋骨，血气上逆，令人善怒。秋刺经脉，血气上逆，令人善忘；秋刺络脉，气不外行，令人卧不欲动；秋刺筋骨，血气内散，令人寒栗。冬刺经脉，血气皆脱，令人目不明；冬刺络脉，内气外泄，留为大痹；冬刺肌肉，阳气竭绝，令人善忘。"

这里说的错误时间治疗主要包含月底或下雨阴湿湿冷天，此时去做推拿、按摩、针刺、艾灸、拔罐等就是在不对的时间调理错误的部位、错误的经脉。农历月底，月亮处于缺失状态，此时海水中的潮水水位会下降一部分，农历十五，月亮处于圆满状态，此时海水中的潮水水位会上涨一部分。对应人体气血也是如此，农历初一、初二，月始生，血气开始成精而化气升腾，人体里面的气血开始增多，由里出表，由深出浅的气血不断增加。农历十五，月亮圆润饱满，此时人身体里面的气血也很充足很实在，都上涨涨潮到皮肤表面，外溢皮肤有余，此时肌肉满壮坚实，邪气不容易进入体内，即使进入也可以用泻法将邪气泻出体外。农历月底，大约廿七、廿八、廿九，月亮弯如线或缺失，经脉、络脉里面的气血都重新回到筋骨深层，体表气血骤减，肌肉失去濡养而不坚，抵御外邪能力差，此时容易受六淫邪气入侵而突发急病。

阴冷湿冷下雨天，气血也会从体表回到肌肉筋骨深层，此时做治疗，身体也容易受到外邪的入侵。

曾有人在农历月底去按摩院推拿按摩，第二天起床后突然发现不能站立，只能坐轮椅。这种情况如果去做检查，可能就是腰椎间盘突出或者神经受损等问题。但从中医的角度看，这人属于经脉被一些壅塞的能量封闭导致穴位不能正常起令，影响人体与外界自然的正常气交换过程。为何是农历这几天穴位容易封住？这几天的人体正处于气血退潮不能阻挡六淫邪气入侵的时刻，此时通过按摩把毛孔开大，入了寒邪，寒邪局部收引，封住穴位，使其不能进行正常的气交换，结果就使人只能瘫坐在轮椅上，类似于古代的被点穴后不能动的情景。这种情况也容易调整，只需要解开对应封闭的穴位，恢复穴位正常运作即可。

在不对的时间调理错误的部位、错误的经脉等都会引起疾病的出现或加重。《素问·四时刺逆从论》说，春天人体的气血大部分在经脉，夏天人体的气血大部分在孙络，长夏人体的气血大部分在肌肉层，秋天人体的气血大部分在皮，冬天人体的气血大部分在骨髓。中医道法自然，取象比类，大家都知道，河流里面的水，春天会涨潮，夏天水位涨到最高，秋天开始退潮，冬天河流里面水不多，沙石显露。自然界河流里面的水位都会受一年四季影响而出现升降起伏，人体的气血自然也一样会出现一年四季的升降浮沉。假设春天气血在经脉层，对应到人体四肢就是肉跟肉之间的血管区域，大部分的气血会在这个界面积蓄，此时浅表的皮肤、孙络、络脉气血相对不充足，你拿针去刺这些部位出气出血，就会出现血气外漏，让人出现气少、疲劳乏力等不适症状。春天气血处于升发的状态，你拿着针去刺筋骨，气血升发不利，积蓄于筋骨间，气血不能从脏腑筋骨出于经脉，就会出现大腹胀满等不适症状。

同理一天内的十二时辰也是如此，早上寅、卯、辰时，相当于一年四季的春季，人体气血从脏腑筋骨出来到十二经脉的时间，此时大部分气血堆积在经脉层，若刺也只能刺于经脉分肉之间，如果刺了皮肤、孙络、筋骨层就会引起变生他病，不仅想要治的病没有治好，还会增加新的疾病，如少气、气逆、腹胀等症。

中午的巳、午、未时，相当于一年四季的夏季，此时人体气血从经脉输布到孙络、皮肤等表浅部位，大部分气血循行在孙络皮肤层，若刺也只能刺于孙络皮肤，如果刺了经脉、肌肉、筋骨就会引发变生他病，如全身出汗漏气、易恐易怒等。

下午的申、酉、戌时，相当于一年四季的秋季，此时人体气血大部分在皮肤，戌时后气血从皮肤重新回到了经脉层，此时刺孙络、筋骨、经脉就会引发变生他病，如健忘、喜欢躺着不想动、身体时不时渐渐恶寒怕冷等。

晚上的亥、子、丑时，相当于一年四季的冬季，此时人体的气血从经脉回到了地下面的筋骨岩石层，且内合到五脏六腑，此时如果刺皮肤、孙络、经脉、肌肉，气血容易漏泻而变生他病，如视物模糊或者目盲、筋骨游走性疼痛、骨头重痛、健忘等。

曾有过这样的事，一个朋友的老父亲因右下肢踝部骨折，去医院做手术，但在术中却突然发生了心脏骤停，结果抢救回来后成了植物人，没过多久人就去世了。这究竟是什么原因造成的？为何一个小手术会引发心脏骤停？我们如果从错误时间治疗以及错误时间治疗错误的部位、错误的经脉这个角度，就会容易理解为何术中会突然发生心肌梗死。其一，该手术有可能是在农历月底或月初进行的，此时人体气血虚弱，加上患者自身气血不足，人体缺乏保护屏障，邪气容易循经入侵五脏，一大批邪气入脏，导致突发心脏骤停。其二，手术在脚踝区域，属足太阳经脉所过之处，足太阳经脉内属膀胱络肾，肾经脉与心相连，如果手术刀切入足太阳膀胱经脉，此时切的时间不对，天气地气与人体之气刚好对冲，邪气从伤口进入足太阳膀胱经脉，循经入心，邪气入脏，引发心脏骤停。

《灵枢·九宫八风》："此八风皆从其虚之乡来，乃能病人，三虚相抟，则为暴病卒死。两实一虚，病则为淋露寒热。犯其两湿之地，则为痿。故圣人避风，如避矢石焉。其有三虚而偏中于邪风，则为仆偏枯矣。"《灵枢·岁露论》："黄帝曰：其有卒然暴死暴病者何也？少师答曰：得三虚者，其死暴疾也；得三实者，邪不能伤人也。黄帝：愿闻三虚。少师曰：乘年之衰，逢月之空，失时之和，因为贼风所伤，是谓三虚。故论不知三虚，工反为粗。"《素问·八正神明论》："以身之虚，而逢天之虚，两虚相感，其气至骨，入则伤五脏，工候救之，弗能伤也。故曰：天忌不可不知也。"

三虚，乘年之虚，这个概念很多人可能理解不了。举个例子，比如己亥年，土运不足，荔枝减产，猪瘟爆发，己亥年就是荔枝及猪的盗气天杀年。同理有部分人的气也会被年虚所盗而影响健康。《黄帝阴符经》："天生天杀，道之理也。天地，万物之盗；万物，人之盗；

人，万物之盗。"讲天地是万物、人的大盗，天生了万物，随着时间的推移又盗了万物之命，天生之天杀之，60甲子年，60年周循一圈，民间说59岁是一坎，这坎过不了的原因就是老天盗了人的命。

这里延伸一个问题，"人，万物之盗"，人是通过摄取食物、吃动植物来维持生存的，这就是自然的规律，那如何能够让人吃对适合自己的食物呢？这里面就隐藏了玄机玄门，打开这个玄门，就能找到逃门，没打开这个玄门，就找不到逃门。找不到逃门，人就会面临被天地所盗、被万物所盗的宿命，天地万物逐日盗人之气，偷走人的精力、活力、神气，久而久之，人就会出现各种不舒服的症状以及提早进入衰老期。很多人不以为然，会说人总是要死的，只要开心快乐即可，即使你可以延缓衰老，终究也得面临死亡。确实，人终有一死，但找到逃门的人大部分不是病死，而是颐养天年后的宿命归根，跟病死是两回事。另外，生活质量不同。一个活着的时候可以无病无痛，即使暂时有不舒服，也可以迅速化解；一个活着的时候天天吃药维持生命，被病痛折磨，度日如年，生活质量并不高，又如何会快乐呢？再者，一个活着的时候精力充沛、可以照顾自己及周围的人；一个精力差、病病恹恹、没有任何精力去照顾周围的人，或者有些年轻精力很好，到老了精力突然大幅度下降，甚至重病卧床不起，需要身边的人照顾，这种差异何异于天壤之别。

三虚，逢月之空，农历月底月头，大规模气血从体表表皮回到筋骨五脏深层，气血在里不在表，表层能量不足，邪气容易入侵身体而引发不适。此时如果用泻法去泻经脉或五脏六腑之气，就会犯虚虚实实之误。正常情况下，月底不主张晚上出门，不主张给人做通经脉调理，或者洗头发、吹空调等，此时容易引邪入身，特别是平素体质虚弱、神气不足、来月经的女性、遗精的男性更要注意关注农历月底与月初，此时以静养为宜。

三虚，失时之和，不同时间，地球表层的寒热温凉不同。春载温气而升，其气入通于肝，人体肝气亦顺时而升；夏载热气而浮，其气入通于心，人体心气亦顺时而浮越；长夏载湿气而斡旋，其气入通于脾胃，人体脾胃亦顺时而左升右降，斡旋于中；秋载凉气而降，其气入通于肺，人体肺气亦顺时而下降；冬载寒气而沉，其气入通于肾，人体肾亦顺时而沉藏。

春气升发，人的身体应春气升发而升，阴藏精化气腾升之力强，此时吹空调、吃冷饮、睡眠过多都不能促进阳气的升发而逆春之气，失春之和，容易受风邪所伤。春之气，风气行令之时，畏风之体，风易入侵人体成邪风，人受风邪所伤引发疾病，这就叫失时之和。比如面瘫、中风、帕金森、肢体抖动症、抽动秽语综合征等。

夏气上浮，人的身体应夏气上浮而浮越，阴藏精化气腾浮越于上于外而成云，腠理毛孔开泻，人体开始出汗，此时吹空调、对着后脑勺吹风扇、吃冷饮、睡眠过多等都不利于阳气生发后的浮越，逆夏之气，失夏之和，容易受热邪所伤。夏之气，热气行令之时，怕热之体，热入人体而暑气腾腾，中暑后汗大泻，头昏沉作呕，气短乏力，甚者内热浸淫，疮疡溃烂，肉软无神。

长夏之气斡旋于中，溉四旁，兼顾春夏秋冬，人的身体应长夏斡旋之气而左升右降，此时如多思忧虑、饮食不节、居处湿地，都容易影响斡旋之气的左升右降，逆长夏之气，失夏之和，容易受湿邪所伤。长夏之气，湿气当令之时，畏湿之体，湿邪入侵人体而形成湿症，人受湿邪所伤，引发各种不适，如发热、缠绵难退、身体笨重、腿脚沉重、舌苔黏腻、纳差、糖尿病烂脚、风湿性关节炎、类风湿性关节炎等。

秋气下降，人的身体应秋气下降而收敛，云雨湿雨下降入里，腠理毛孔逐渐闭合，出汗逐渐减少，此时剧烈运动、吃煎炸烧烤烘焙等食物过多，不利于湿雨下归，降气化水而藏。逆秋之气，失秋之和，容易受燥邪所伤。秋之气，燥气行令之时，怕燥之体，燥伤人体，容易引发便秘、口干、烦躁、失眠、皮肤干痒、唇裂、流鼻血等不适。

冬气沉藏，人的身体应冬气湿雨下归而沉藏化精，腠理毛孔关闭，出汗消失，此时剧烈运动、睡眠过少、吃煎炸烧烤烘焙等食物过多，不利于阳气潜藏，湿雨下归而沉藏。逆冬之气，失冬之和，容易受寒邪所伤。冬之气，寒气行令之时，怕冷畏寒之体，寒伤人体四肢百骸五脏，容易引发颈肩腰腿痛、局部整体疼痛、怕冷畏寒、流鼻涕、打喷嚏、鼻塞、咳嗽、内热便秘等不适。

乘年之衰，逢月之空，失时之和，遇身之虚（女性产后、月经来潮、男性遗精、过度劳累之人），容易受八风虚邪所伤。八风（东、南、西、北、东南、西南、东北、西北之风）所伤，邪气入体，其气入骨，感传五脏，容易突发面瘫、中风脑梗死、心肌梗死、神经错乱等邪病。因此圣人躲避八风虚邪之气，就好像躲避弓箭石头的袭击一样，非常谨慎小心。这里教大家一个小方法以分辨暴死、突发心肌梗死、脑梗死之先兆：在两目之间，横纹数条且深，有此征兆之人容易突发心肌梗死；在耳垂有一条以上之横纹且横纹较深，有此征兆之人容易突发脑梗死，左耳有横纹梗在左，右耳有横纹梗在右。

三虚，无法用眼睛看见，却可以用身体、用心去体会，留存三虚思维，躲避虚邪贼风，自然可规避对健康不利的风险。

房劳虚劳

房事过度，也会影响人体健康。身体虚弱之人，邪气内盛，精血亏虚，又控制不了欲望。房事过程需要消耗精血，精血不足，藏精起亟化气蒸腾之力弱，下丹田（脐周、脐以下）温度更不足，身体缺失活力，整天处于无精打采的状态，疲劳乏力。中医称这种状态为虚劳，虚劳之人，不仅身体亏空，精力极差，情绪不稳，整天焦虑抑郁不安，魂不守舍，疑神疑鬼。遇到这种情况，建议多读正能量的书籍，如读《清净经》等，让思维缓和下来，使欲望杂念减少，回到清净状态，身体才有痊愈的机会。

虫兽咬伤与外伤

虫兽咬伤、水火烧伤、烫伤、金创伤、刀割伤、骨折等外伤，都会影响身体的健康，伤害人体的脉络，不处理好未来也会引发不同的疾病，故需要及时处理，以防患于未然。

生命跟阳光、水、呼吸进去的空气、吃进去的食物、六淫邪气、情绪、错误方法治疗、错误时间治疗、房劳虚劳、虫兽咬伤、水火烧烫伤、刀割金创伤、骨折等都有关系。想要生命能够正常的运作，就需要了解以上影响生命的因素，规避我们的生活中这些伤害生命的因素，找到化解这些因素对生命伤害的方法，生命就有机会保养到最佳状态，历经百年而不衰，正如《素问·上古天真论》所言："余闻上古之人，春秋皆度百岁，而动作不衰；今时之人，年半百而动作皆衰者，时世异耶。"好的身体是可以通过正确的方法养出来的，前提是需要掌握正确的方法。掌握正确的方法，就意味着要通过学习，调整消除不利于健康的思维，重新编程装载有利于健康的思维，改变生活中不利于身体健康的习惯，最终身体才可能获得身心灵柔软统一的状态。

生命的起源

　　了解生命的起源，我们要先了解宇宙的起源。生命是宇宙生成行进演化过程中分化出的产物，从无到有，从宇宙到银河系、太阳系，再到地球、父母，最后是"我"（动植物）。从宇宙到"我"的产生，究竟经历了怎样的从无到有的过程？从"我"回归到无，又是一个怎样的经历？孔子《论语》："未知生，焉知死。"都不知道生命是怎样来的，也不可能知道生命是怎么去的，生命的意义何在？生命之间是如何进行能量轮回的？生命与宇宙有什么联系？

　　《列子·天瑞》篇："昔者，圣人因阴阳以统天地。夫有形者生于无形，则天地安从生。故曰：有太易，有太初，有太始，有太素。太易者，未见气也；太初者，气之始也；太始者，形之始也；太素者，质之始也。气形质具而未相离，故曰浑沦。浑沦者，言万物相浑沦而未相离也。视之不见，听之不闻，循之不得，故曰易也。易无形埒，易变而为一，一变而为七，七变而为九。九变者，究也，乃复变而为一。一者，形变之始也。清轻者上为天，浊重者下为地，冲和气者为人；故天地含精，万物化生。"《道德经》："有物混成，先天地生，寂兮寥兮，独立而不改，周行而不殆，可以为天下母。吾不知其名，强字之曰道。"《云笈七签》卷二《混元混洞开辟劫运部》："混元者，记事于混沌之前，元气之始也。元气未形，寂寥何有？至精感激而真一生焉，元气运行而天地立焉，造化施张而万物用焉。混沌者，厥中惟虚，厥外惟无，浩浩荡荡不可名也……三者化生以至九，玄从九反一，乃入道真，气清成天，滓凝成地，中气为和以成于人，三气分判，万化禀生。"

以上三段文字描述宇宙从无到有的演变，认识宇宙可以从无形到有形，从看不见的能量到看得见的事物去认识。宇宙分为四个阶段：

太易者，天地混沌未分，未见气也。此时宇宙处于什么都没有的状态，既没有看不见的东西，也没有看得见的东西，你可以设想眼前一片漆黑态，整个宇宙浓缩为一个点，这个点再消失回到无的状态，未出现时间与空间的膨胀扭曲，螺旋进退。太易者，无极也。

太初者，元气始萌，气之始也。宇宙发生爆炸，出现一个点的混沌状态，此点为天一生水，天一生气，气始生的雏形，水始有之雏态，此点还未开始收缩膨胀，处于无极生太极、太极未动时的状态。

太始者，气形交化，形之始也。混沌混成一点，发生双螺旋旋转扭曲，出现时间空间的膨胀收缩，一点生万物，元气开始涌动，气涌动而分出乾上坤下、乾外坤内、乾表坤里的宇宙上下定位态。无极生太极，太极生两仪。气涌动为阳，往上、往外、往表而形成阳气态；气涌动为阴，往下、往内、往里而形成阴凝态。阳化气，阴成形，形之始，气动而分无形之阳升向外膨胀与有形的阴凝往回收缩成形。

太极生两仪，生出了无形与有形的开始，无形在一定条件下可以转化为有形，有形在一定条件下可以转化为无形。无，有之始。有，无之始，彼此互为根本。

太素者，形变有质，质之始也。宇宙上下定位后，分出了清气中之清阳，清轻者上为天；浊气中之浊阴，浊重者下为地。如果清阳与浊阴各奔上下，互不斡旋沟通有无，等于阴阳离决，精气乃绝，重新回到什么都没有的状态。《道德经》中"道生一，一生二，二生三，三生万物"以及"万物负阴而抱阳，冲气以为和"都说明中间有股力量，开始斡旋上下两端，下者浊阴精化为元精，藏精而起亟，上者清气升腾为阳气，卫外而为固。阴者，至阴至里至深至低之处，化气膨胀促进时空的旋转扭曲分化输出成形；阳者，卫外于最上最外最表层，挡固气的膨胀而回缩，中间自然冲气以为和而成形成质。质之始也，始于三股力量，一股力量由内而外输出，一股力量由外而内挡固，内外上下气交而成中，一股力量中间被夹逼而成形成质，质之始也。因此《道德经》讲三种无形的力量一起作用，可以中而成形，自然三生万物。

《易经》："无极生太极，太极生两仪，两仪生四象，四象生八卦，八八六十四卦。"《道德经》："道生一，一生二，二生三，三生万物。"这两段文字陈述的是宇宙的客观演变规律，太易无极阶段，宇宙是浓缩的一个点消失后的寂兮廖兮、惚兮恍兮什么都没有的空寂、死寂之态。朦胧之际，进入太初，气之始也，天一生水，天一化气，无中出现了混沌之态，此混沌一气周流斡旋，未分天地上下两极。至此仍属于视之不见、听之不闻、循之不得的阶段，只可通过慧眼思维延伸去触摸，感受它的存在。活在当下的我们，思维可以反向回到时间、空间尚未开始延伸膨胀之时，就是气之始态。气是无中生有、从无到有、从 0 到 1 的过程。《金刚经》："所有一切众生之类，若卵生，若胎生，若湿生，若化生。"气属于无极爆炸后 0 到 1 的化生。

气之始，出现气往上下、左右、前后两极而出，又至极（绝）而归，出现阴阳交媾而宇宙呈现出无形有形，看得见看不见同时存在的扭曲膨胀收缩回流态，出现无形生化有形，有形隐藏或回到无形，无中含有，有中纳无，进入太始，有形之始。气动而分出上下，宇宙之上，为天；宇宙之下，为地。上为天，为空态，空中可以生万有；下为地，为显态，显形之物，隐藏无形气之造化之物。出现《金刚经》陈述的状态："凡所有相，皆是虚妄。若见诸相非相，即见如来。"《金刚经》总结为，宇宙是有形之肉眼可见之物、无形肉眼不可见之气态无形之物和无形肉眼不可见气态之前身空寂恍兮惚兮惟恍惟惚之态组合而成的。所有有形的东西，如一只动物死后，被虫子分解为无形的气态，重新回到无形的气态，这里开始明确对宇宙认识的无形与有形的思维。无状无象孕育了有形有质，有形有质在某个时空可以回到无状无象之态。在上者为阳，在下者为阴，阴阳既定，两仪已成，无形有形清浊划开时空的运作轨迹。由此可知，宇宙瞬间包罗万象，瞬间处于无形有形之间，容纳有形无形为一体，显态隐态、看得见看不见、过去现在未来穿梭流通于无有之间的真空生万有，万有复归于无物的、大而无外小而无内的无边无际态。

气斡旋分出上下，盘古开天辟地已成，宇宙在上为清气，在下为浊气，上下交媾斡旋产生中气，分出宇宙天地人三才空间。三生万物，万物皆有三股能量互相搏击，和而成形而生身。宇宙天地人如此，地球天地人亦如此。天地人，分出时空的三个界面，天圆地方，人居其中。

天气下交于地，地气上腾于天，天地阴阳交媾生化中之万物。在天者，阳也，气也，无形也，清轻之气，在地者，阴也，水也，有形也，浊重之气。浊气遇热化清气升腾于天，遇天之华盖而化湿雨下归于地，清气遇冷化浊气下归于地，地气化清气升腾于天，人在其中，接受清浊之气而生而成。

以上陈述可以用图4呈现：

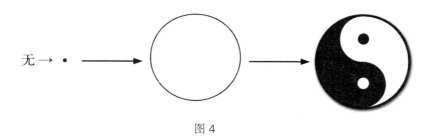

图4

从气的角度深入阐释宇宙天地的演变。宇宙本始，始于无，瞬间爆炸而产生气，爆炸类似热胀过程，开始有气，叫太极，气动而分上下清浊之气，上升之气为阳，下降之气为阴，两气交合产生中气，而分出宇宙天地人。无形之精气开始生化有形之物，于是出现了星云、二十八星宿、银河系、太阳系、地球等，在地球上继续分化出现没有生命的矿物质、动植物、人类等。矿物质、动植物、人类经过高温分解，又可以重新回到气态。《道德经》："天下万物生于有，有生于无。"

气分三路分出天地人三气，天气下降，入地而成水成形，地气上升，入天而成云成气，人居其中，受天地之气而滋养。

气始而分出四态，太阳、少阳、太阴、少阴，陈述了气的四种状态，气动而升，由阴转阳，由形化气，为阳之始，为气之端，称太阳。太，陈述开始的意思，太爷，太公，太上，对于当下的你而言，他们就是你的源头，是你开始的地方。少阳，气积聚膨胀而盛，陈述阳气盛行。少，多而盛之意。太阴，阴之始，阴始生，气收缩而为阴，由阳转阴，由气转水，由气转形生形之意。少阴，阴之盛，气大部分收缩回压为阴，阴成形，万物因气凝而成形。

气行分出五条道路，五种不同能量态的力量向时空五个方向去膨胀延伸。气分为向上浮，向下沉，向左升，向右降，中斡旋五种力量，称之为五行，后世定义为木、火、土、金、水五行。一股气向东南西北四个方向的输出分化流动，产生了五方、五行、五脏等五种不同能量的延伸与制衡。如有一方力量较大，宇宙就往那个方向膨胀螺旋的速度加快，一方力量较小，宇宙就往那个方向收缩回压而速度减缓。可以用物理学模型去呈现。如图5所示，宇宙朝五个方向去运行，力量均衡，上下左右中等衡，宇宙处于恒定的演变状态。如图6所示，宇宙朝东演变的力量较大，向东膨胀的力量较强，此时引发东方生化力量强过西方生化力量，呈现出木行生化之形。如图7所示，宇宙朝西演变的力量较大，向西膨胀的力量较强，此时引发西方生化力量强过东方生化力量，呈现出金行生化之形。由此，宇宙膨胀扭曲输出生化过程中，因力量不同产生了不同形类，五颜六色的宇宙星系以及地球五彩缤纷、色彩斑斓的世界万物。五条线路引申出空间的东南西北中，隐藏宇宙东西南北分化过程中产生的对称美、艺术美。四维对称分布，相搏制衡而输出回缩，宇宙处于均衡平稳状态。不同年份宇宙膨胀时空方向不同，出现气运不同，导致生化多与少不同，眼睛看见的形质不同，这就是宇宙与人、世界万物、动植物的核心演变关系。

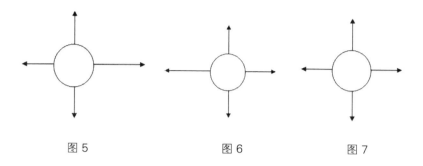

图 5   图 6   图 7

　　气行分出上下左右前后六条道路，在古代，称之为六合。气分化六条线路去行化，往宇宙六合输出。六合演变出六种能量交换状态，分出太阳、少阳、阳明、太阴、少阴、厥阴六种力量的开阖枢交换线路。厥阴主阖，宇宙往左上输出力量，将气输布到每一个角落，至每一个终点而归之，处于阴阖输出至绝，绝界绝物而归之态，阖住宇宙至内、至里、至阴、至深之气而外出，起到输布气至极点而归的作用。少阴主枢，枢转至阴之气向上、向外浮越升明，让气在行进过程中可以随六合气道自然输布，串通六脉之路。太阴，阴之始，主阴之开，收受在阳产生的精气，由中输布精气到宇宙的每一个末端，生化为物而成象，主宇宙深层之气与浅层、外层之气的交换。太阳，阳之始，主阳之开，主宇宙之气在最外层、最外端之泄漏，泄气、漏气而化有形之液态回流，主气液之往下沉藏而生成万物。阳明，主阖，主右降，阖宇宙最外圈之气回流成形成象，气收敛肃降有所止息而生化万物。少阳，主枢，流行运行在宇宙最外圈，为阳气之盛态，挡固宇宙之气的外泄，外挡固严密内才能输出能量，其次少阳，照射温暖宇宙的每个点，往宇宙至阴、至里成形之处输布，使宇宙至阴、至里之形能成精化气而升腾，让宇宙有形之物可以重新化气，回到流通循环之气态，也就是前面说到的太素状态。太阳、阳明、太阴促进宇宙无形之气向有形之物演变，少阴、厥阴、少阳促进宇宙有形之物向无形之气演变。无形孕育生化有形，有形隐藏无形之流动。

无形之气，至六而止，循环周流，生化万物。输出过程中分化出有形之物，地之八卦九宫收受之，形成不同方位的能量显态，先天八卦和后天八卦（见图 8，图 9）都陈述了从无形之气流动到有形之物的呈现形式，此《黄帝阴符经》所谓："八卦甲子，神机归藏。"后天八卦配合九宫布局，分化出宇宙不同方位的能量收受场。东方风动而生雷，东南风行而丽地，东、东南方风生水起之处，纳风入地之木形能量场，收受生化该区域的植被、动物、土壤等。南方火热之炎上，热熏蒸而沸腾，纳热入地之火形能量场，收受生化该区域的植被、动物、土壤等。西南、东北，湿性备化而动中，与中宫遥相呼应，纳湿入地之土形能量场，收受生化该区域的植被、动物、土壤等。西、西北，燥干清劲雾露之所，纳燥入地之金形能量场，收受生化该区域的植被、动物、土壤等。北方，寒气凛然周密沉藏之所，纳寒入地之水形能量场，收受生化该区域的植被、动物、土壤等。无形之气往宇宙六合五方升降出入，形成了宇宙中各种肉眼可见的见星系、星球和肉眼看不见的无形的生化过程，升降出入有序进行，自然宇宙呈现前后左右上下对称的衡稳之态。

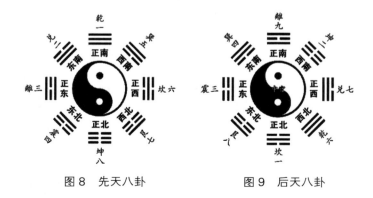

图 8　先天八卦　　　　图 9　后天八卦

　　银河系、太阳系、日地系、地月系中的卫星、行星、恒星等都是宇宙能量输出分化到不同时空的外象，生命亦复如是。从气的角度来说，生命无非宇宙能量膨胀过程中形成的可装载气之器，该器受天地宇宙自然能量场的调控，不同时间空间点对该器的影响不同。器者生化之宇，器里面也会进行不同的生化过程，不同时间生化不同，不同方位生化不同。这就是生命的起源。《素问·六微旨大论》："出入废则神机化灭，升降息则气立孤危。故非出入，则无以生长壮老已；非升降，则无以生长化收藏。是以升降出入，无器不有。故器者生化之宇，器散则分之，生化息矣。故无不出入，无不升降。化有小大，期有近远，四者之有，而贵常守，反常则灾害至矣。"

人体的分析

　　人类是三维空间生命的典型代表，也是宇宙能量分化升降出入行进过程中的产物，自然也会随着宇宙的膨胀而消失。从这个角度看，人是某种能量分化出来的产物，会受时间、空间、周围人事物居处环境等因素的影响。具体人是怎么来的，了解"人"需要了解人的身心灵，这里着重先了解身体，身乃人行气血之器，这个器内含有形无形之物，亦受天地之气变化影响而呈现不同状态。

　　父母是子女的来源，那第一对父母究竟来自何方？人类是如何出现的？如果只是一对父母，那么他们所生下来的子女，再结婚不就是等于近亲结婚吗？这些问题，让我们可以推论，人类的起源，定然不是源于最初的一对人，而是源于地球上某一时间段所产生的一批人。那么，这一批人又是如何产生的？从哪里来？到哪里去？这是一个谜。但可以确定的是人类就是这样随着自然而产生的。目前的主流科学说人类是自猿人演变而来的，那最初的猿人又来自哪里？

如果一直问下去，你会发现最后肉眼可见的物体皆由看不见的无形的能量生化而成。

人类从现代医学的角度来看，是由精子跟卵子结合而成的，那么变成第一个人的最原始的精子卵子又从何而来？没有人又如何能产生精子和卵子？这跟先有蛋还是先有鸡的问题类似。《素问·宝命全形论》："黄帝问曰：天覆地载，万物悉备，莫贵于人。人以天地之气生，四时之法成。"人是禀天地之气生化出来的，受四时天地能量的影响而生老病死。在这里我们大胆推测，最初的人类并不是受精卵所成就的，而是由宇宙之气生化出来的产物，是宇宙恒河中的一粒尘埃。当最原始的人类诞生之后，人类才开始演化精子跟卵子结合的受精卵路线，进而使人类得以繁衍。

精子是在显微镜下看到的类似蝌蚪的物体，通过仔细观察你会发现，这些"蝌蚪"的活力各不相同。有些炯炯有神，有些萎靡不振，有些斗志昂扬，有些垂头丧气，不同"蝌蚪"所呈现出的能量形态和生命神态各不相同，其气血饱满充盈度也各不相同。如果没有不同精气神的呈现，所有的"蝌蚪"都一样，那么这些"蝌蚪"无非是一堆"尸体"而已。因此"蝌蚪"的外形并不重要，决定"蝌蚪"力量的是其内在的精气神。精神抖擞、斗志昂扬充满活力的"蝌蚪"，是可以首先进入卵细胞内的。卵子也是如此，具有不同的精气神的卵子，其受精卵的质量、胚胎的质量也会有所不同。受精卵进入卵子体内，两种有形物质融合在一起，两股无形的精气神也融合在一起，此时还有宇宙中的精气神加入，三股力量融合就开始了万物生之象。

这三股力量让受精卵从1个变为2个，2个变为4个，4个变为8个，8个变为16个，16个变为32个，32个变为64个……看到这里，会不会有似曾相识的感觉？不论是宇宙的分化膨胀过程，还是一个受精卵的膨胀过程，其背后隐藏的无形的自然规律竟然是一样的。最后这些细胞逐渐分化为不同功能态的细胞，比如脑细胞、肝细胞、大肠细胞、血管细胞、骨髓细胞、血液细胞等不同功能的细胞，最后形成不同功能的组织器官。宇宙也是如此，分化出不同的星云、星系、行星等，星球通过引力形式围绕质量比其大的星球作自转或公转运动，这些星球通过引力悬浮在宇宙中，如果失去了引力的力量，就成了流星。同理，人体分化出来的有形的组织器官也是悬浮浸泡在大气中的，在水液中，受气之力而界限分明，分层清晰，无粘连碰撞异常旋转等。

不管受精卵如何分化，它的最外层肯定有一圈完整包裹内在组织器官的"皮肤"，挡固受精卵分化过程中的精气神，让精气神能回流而成形，从而形成不同的组织器官，相当于一个锅的盖子。宇宙也是如此，宇宙最外圈也会有这种无形之力量形成类似盖的挡固力量，宇宙才能不断输出，不断回压，中间才会有不同星球的形成。如最外圈没有挡固力量，精气神就会从此处漏泄，最后受精卵就无法正常发育，出现不同部位的畸形或某部位的组织器官缺失，功能障碍。

受精卵通过二进制，分化出人体的五脏六腑、奇恒之腑（脑髓骨脉胆女子包）、皮肉筋骨脉等。从西医的角度，分化出肝、心、脾、肺、肾、胃、胆、小肠、大肠、膀胱、子宫、卵巢附件、胰腺、甲状腺、胸腺、肾上腺、前列腺、脑垂体、大脑、神经、皮肤、肌肉、动脉、静脉、淋巴管、深浅筋膜、骨头等。这里要注意一个问题，中医所描述的五脏六腑跟西医描述的肝、心、脾、肺、肾、胃、胆、小肠、大肠、膀胱不是同一东西。这里面有本质的区别，作者认为中医所陈述的五脏六腑是无形的、形而上的气，肝指的是肝气，肺指的是肺气，而不是肉眼可以看见的肝肺，而西医陈述的肝就是肉眼可以看见的肝，肺就是肉眼可以看见的肺，这里有本质的区别。中医讲的是肝气的功能作用，而西医讲的是肝脏的功能作用。也因此中医叫肝脏为肝脏，藏精气而不泄漏的意思，而不是肝这个有形之物。中医论的是气、是神、是精，不是形，气属无形无象之物，却可以生化不同的有形之物。

接下来我们先详细了解西医的组织器官定位，相当于解剖学的内容，再详细了解身体里面精气神的无形的分布路线是如何精准匹配气的，十二经脉，五脏六腑，奇恒之腑的生命状态。

前面论述膏肓所在区域，膏相当于人体胸腔与腹腔之间的横膈膜，《灵枢·九针十二原》："膏之原，出于鸠尾。"鸠尾在我们的剑突肋骨下周围的地方。由膏（见图 10）的甲骨文，可以清晰地定义膏的所在区域，"𩰫"相当于人的头颈部加两肩下来的胸腔，"𦥑"，相当于两侧肋弓，中间那个点是剑突骨，膏就在剑突肋骨下的横膈膜区域。

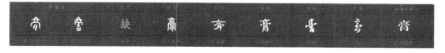

图 10　膏的字形

《素问·腹中论》："岐伯曰：病名伏梁，此风根也。其气溢于大肠而著于肓，肓之原在脐下，故环脐而痛也。"《灵枢·九针十二原》："肓之原，出于脖胦。"肓在脐周，脐周由浅入深是皮肤、浅筋膜、肌肉、深筋膜、腹膜、腹膜内小肠部分、筋膜上伴随行走的神经动静脉淋巴管以及丰富的毛细血管网络，通过吸收摄取营养物质输送到全身。肓周围，肓以下区域，道门医门都清楚，这个部位是能量生发之所，尤其重要，养生、炼丹、修炼都跟这个部位有很大关系。

膏为横膈膜，横膈膜上下有一层较厚的脂肪，横膈膜以上叫胸腔，胸腔左右两侧有肺，两肺之间有心，肺通过支气管连接着呼吸的喉道、鼻孔。肺通过肺静脉、肺动脉连接着心。心通过动静脉连接了输出输入管道，动脉相当于自来水管，将血液运送到全身各个部位去滋养组织器官细胞，静脉相当于回收管道，将组织器官细胞消化吸收后释放了垃圾毒素的血液运回到心脏的右心房，胸腺位于胸骨深处。

膈下腹腔中间有胃，胃右侧有肝脏，胆居肝两叶间，胃深处有胰腺，胰腺左侧有脾，胃下有小肠，小肠外圈有大肠。脐下3寸左右有肾，左右各一，肾连着肾上腺等。肾下男性有膀胱、前列腺、尿道、阴茎等，女性有子宫、卵巢附件、阴道等。

胸腔以上是脖子，脖子分为颈项，颈前有甲状腺，颈项连接着大脑，脑里面有脑髓等。整个人体从内往外是骨髓、骨、骨膜、筋膜、肌肉、血管、神经、淋巴管、脂肪、皮肤等。皮肤、血管、淋巴管、神经、肌肉、骨骼都拥有各自自上而下一套完整的结构，分布于身体的上下左右。这几套结构组合在一起，形成由浅入深的人体结构，构建了完整的躯干四肢。

这是肉眼可以看见的完整的人体结构，这些完整的结构可以拆分成身体的不同部位的结构，比如肌肉，从上到下是一套完整肌肉，分为639块肌肉，不同部位肌肉命名不同，因此出现以不同肌肉命名的疾病，如胸大肌发炎、腰肌发炎、胸锁乳突肌发炎……引申出不同的疾病，但从本质看，无非就是肌肉发炎，只要清晰肌肉发炎的机理，就可以消除肌肉的炎症。同理人体从上到下有一套完整的骨骼系统，成人骨骼 208 块，不同部位骨骼命名不同，因此出现以不同骨骼命名的疾病，如膝关节退行性骨关节病、腰椎退行性骨关节病、肘关节退行性骨关节病，不同部位骨错位、骨折……引申出不同的疾病，但从本质看，无非就是骨骼衰老，骨骼与骨骼之间的润滑液不足，骨头远离本有的位置，骨头折断所导致的结果，只要明白骨骼衰老退化的机理，就可以大幅度延缓骨骼的衰老退化。了解人体结构，从宏观角度去分解人体，理解人体发病的原因，就不会被繁杂的病名吓倒，实际人体得的病并不会太多，只要清晰人体的精气神运作结构，就明白人体生病的原因。

讲完人体肉眼可见的结构，开始陈述肉眼不可见的中医认知的人体。重新回到受精卵，受精卵包含父亲精子，母亲卵子，精子卵子精气神是旺盛的，此时注入宇宙的能量，三股能量开始融合在一起，形成一股气流。这股气动而升降出入，分化出天地之气，形成阴阳互生结构。阴气藏精气而起亟，阳气卫外而为固，这一气分出了两种不同能量性质的气。这两股气内输出外挡固，形成了太极阴阳图的负阴抱阳态。

阴阳相抱，阴阳氤氲，而生中气。中气在阴阳之气内输出外挡固的作用下，开始形成有形的形体，这就是 1 个受精卵变为 2 个受精卵的过程。一个受精卵里面有内气往外输出，外圈有外气往内回挡，内出外压，让中间的受精卵一分为二，变为 2 个受精卵。《灵枢·决气》："两神相搏，合而成形，常先身生，是谓精。"《灵枢·本神》："天之在我者，德也。地之在我者，气也。德流气薄而生者也。故生之来谓之精，两精相搏谓之神。"这两段文字陈述着天气、地气相搏产生了地球上的生命以及精子、卵子两精相搏，和合形成受精卵，心神推动受精卵自身内外互搏，分化出脑髓、骨、脉、筋、肉、皮、毛、五脏、六腑，形成胚胎，终而成人。

十二经脉

《灵枢·经脉》："雷公问于黄帝曰：《禁服》之言，凡刺之理，经脉为始，营其所行，制其度量，内次五脏，外别六腑，愿尽闻其道。黄帝曰：人始生，先成精，精成而脑髓生，骨为干，脉为营，筋为刚，肉为墙，皮肤坚而毛发长，谷入于胃，脉道以通，血气乃行。"此段陈述经脉之气通行十二经脉，生化五脏六腑、皮肉筋骨脉而成人的过程。气的运行产生气的通道，气的通道分为三条，为何是三条？大家可以去看一下吹风筒，中间的一条通道气流最强，两侧的气流逐渐减弱。三条通道，三条经脉。人分上下左右前后，表里内外。里内者阴也，表外则阳也。表外三条通道，里内三条通道，形成六条通道，三阴三阳。三阴三阳命名为太阴、少阴、厥阴、太阳、阳明、少阳。天有三阴三阳，地有三阴三阳，就分出手足三阴三阳十二条通道，十二经脉。

手三阳经脉分为手太阳、手少阳、手阳明；手三阴经脉分为手太阴、手少阴、手心主；足三阳经脉分为足太阳、足少阳、足阳明；足三阴经脉分为足太阴、足少阴、足厥阴。为何分手足经脉？十二经脉在人体的分布排列顺序是什么？十二经脉作用是什么？我们在后面的章节还会有更详细的论述。

经，经过，经历，行经，从某个点到某个点的过程叫经，气从这个点到那个点叫经，宇宙从这个点到那个点叫经。经有纵向传递信息的含义，人的身体，双手上举，经脉从胸走手，从手走头，从头走足，从足走胸腹，都是纵向信息的传递过程。经，经隧，气行的通道路径，正常人体的气是可以纵向输出、纵向回流的，当人体气道堵塞，气会在局部斡旋形成痹结，病就开始产生。经，主要陈述行于脉外的卫气随昼夜波动而出阴入阳、由阳入阴的路径，对应人体的神经组织、淋巴管组织等。

脉（脈）（见图 11），右边是水流（辰），是一个行水的管道系统，左边是肉（月），肉与肉之间行走的是脉，脉外脉中行气，脉中行血输出营养五脏六腑、四肢百骸。脉类似山川河流间行水的河流网络系统，从中流到末，从末回到中，循环往复，周流不息的一种自然现象，在人体内行血气，将人体内的血气由心、冲脉输送到输脉、经脉、络脉、孙脉，濡养灌溉经营体外的皮肉筋骨脉，再通过孙脉、络脉、经脉、输脉回流到体内濡养灌溉五脏六腑。体现一个动态的水气循环、输出回流的过程。脉对应人体的动脉和体表看不见的静脉。络脉对应看得见的静脉以及部分毛细血管，孙脉对应毛细血管和分动静脉毛细血管，脉里面装载营气、营血。

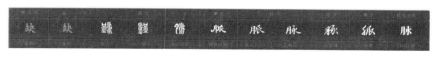

图 11　脉的字形

经脉是行血气的通道，受身体运化水谷之精血气分类聚于身体皮肉筋骨脉缝隙留空处的通道。经与脉游行于身体的上下左右内外，以濡养身体的五脏六腑、四肢百骸、皮肉筋骨脉。某条经脉堵塞，对应某条经脉路线上分布的节点气交换会发生异常，人体气血会发生厥逆，对应脏腑也会出现相应的病变。

经脉分为手足三阴三阳，如何与手足对应，通过道法自然可以找到相应的匹配。《灵枢·邪客》："黄帝问于伯高曰：愿闻人之肢节，以应天地奈何？伯高答曰：天圆地方，人头圆足方以应之；天有日月，人有两目；地有九州，人有九窍；天有风雨，人有喜怒；天有雷电，人有音声；天有四时，人有四肢；天有五音，人有五脏；天有六律，人有六腑；天有冬夏，人有寒热；天有十日，人有手十指；辰有十二，人有足十指，茎垂以应之，女子不足二节，以抱人形；天有阴阳，人有夫妻；岁有三百六十五日，人有三百六十五节；地有高山，人有肩膝；地有深谷，人有腋腘；地有十二经水，人有十二经脉；地有泉脉，人有卫气；地有草蓂，人有毫毛；天有昼夜，人有卧起；天有列星，人有牙齿；地有小山，人有小节；地有山石，人有高骨；地有林木，人有募筋；地有聚邑，人有腘肉；岁有十二月，人有十二节；地有四时不生草，人有无子。此人与天地相应者也。"

人体的毫毛在自然界中相当于草皮植物，人的皮肤在自然界相当于外气圈，人的肌肉相当于土壤，人的筋膜相当于林木植被，人的凸起的骨头，相当于山石，人的骨头相当于地下的岩石，人的血脉相当于河流，人的骨髓相当于地下的岩浆。手分为阴侧与阳侧，阴侧皮肤相对于阳侧皮肤显得较为光滑，肤色较浅，毫毛较少；阳侧皮肤较黑深，毫毛较多。阴侧与阳侧之间有白色肉际作为分界线，自然界也是这样，晒到太阳的地方，花草植被长得比较茂盛，晒不到太阳的地方，脚下石头绿苔多比较湿滑，很容易就可以理解，手背这一侧对应阳经脉，手掌这一侧对应阴经脉。分出手三阳行于手背手臂外侧阳经，手三阴行于手掌手臂内侧阴经。同理下肢也是这个原理，足三阳行于足背下肢外侧阳经，足三阴行于足底下肢内侧阴经。

手足三阳、三阴经的位置已经确定，我们开始排列手太阳、手少阳、手阳明在上肢阳侧的位置，手太阴、手心主、手少阴在上肢阴侧的位置，足太阳、足少阳、足阳明在下肢阳侧的位置，足太阴、足厥阴、足少阴在下肢内侧的位置。观察手指，从大拇指到小指，大拇指最大，小拇指最小。阴者，化气而输出，阴气足，输出力强，则拇指大。阳者，卫外而为固，阳气强，挡固之力强，气回缩则手指小，这样分出大拇指归属阴经，小拇指归属阳经。中指亦大，且居中，受阴气输出力足而大，归到阴经。阴经与阳经结伴而行，阴阳才能斡旋升降出入循环无端，离大拇指最近的是食指，食指归到阳经，与大拇指相对而生，大拇指在阴侧之前，食指在阳侧之前，一阴一阳，可以互生互根。中指居上肢阴侧中间，无名指离中指近则居上肢阳侧中间，形成阴阳相伴，如环无端。小指分到阳经，小指居上肢阳侧之后，就近匹配则小指内侧，居上肢阴侧之后。如此三阴三阳的分布已经呈现。

手太阴，太阴主开，主输出，阴气生物成物，对应大拇指刚好合和，居上肢内侧之前。手阳明主阖，阖气回缩挡固而成食指，居上肢外侧之前。一开一阖，一升一挡，一阴一阳，互为表里。手太阳主开，阳气挡固回缩而指小，对应手小指，居上肢外侧之后。手少阴主枢，枢转阴之气往阳出，居上肢内侧之后，与手太阳互为表里。手心主主阖，阖阴气转阳而输出，气出中指，对应中指，居上肢内侧之中。手少阳主枢，居中挡固阳气而回守，对应无名指居上肢外侧之中。如此手三阴三阳表里对应关系清晰可见，上肢内侧前中后分别为手太阴，手心主，手少阴；上肢外侧前中后分别为手阳明、手少阳、手太阳。

同理足之大拇指亦为阴之输出，小趾为阳之挡固，且根据开阖枢原理，分出足太阴居下肢内侧前方，足厥阴居下肢内侧中间，足少阴居下肢内侧后方；足太阳居下肢外侧后方，足少阳居下肢外侧中间，足阳明居下肢外侧前方。阴阳经互为表里，表里互相承载而成其道，手足三阴三阳通道已经定位清晰，六律建阴阳诸经，气血流通输布随通道而运行，人体运作生生不息。

分手足，手三阴之气由腹腔而出，上入胸腔，至肩分流出手，手受腹腔气，皮下挡固而化水湿回流。手三阳，受手三阴之气而成水湿津液回流，湿雨下归渗而入膀胱成尿，化气出皮而成汗，湿雨下流双下肢而成下合穴。足三阴，气由足至头，水精升腾化气上行，行经腹腔胸腔头颈部而成道，遇皮肤化汗而出或挡固回流而成水液精。足三阳，受气于足三阴、腹腔、胸腔之气，气至皮下挡固而回流，湿雨津液精下归而成足三阳之道。也因此足三阳隐藏六腑之下合穴。水化气而成阳，气化水而成阴，配手足以分出十二经脉。

定位十二经脉的清晰路线，可以顺着经脉联系的五脏六腑、四肢百骸，找到气血营养机体的输出方向，气血沿路生成及濡养皮肉筋骨脉方向，可以通过调整十二经脉就可以直接调理五脏六腑疾病，十二经脉病等。经脉是人活着的气血运行通道，气血顺着经脉循行路线，濡养灌溉沿途的脏腑组织，哪里的经脉发生堵塞，哪里就无法进行气血的水气交换，时间久了，那个地方就会出现相对应的问题。气血有条有序地根据不同部位的需求，有度有量地去供应身体的每一个点的能量，能去到手指末端、皮肤末端、九窍末端，又能回到身体至深至阴至里之所，灌溉五脏，濡养六腑。水谷入胃，胃受纳腐熟水谷变为精血气，通过经脉连接脾，通过脾的传输输送到五脏，到了五脏再通过经脉输送到六腑、四肢、头颈部等。

正常情况下，人一生下来，首先是哇哇大哭，气道开始运行流通，紧接着排出粪便，排出胎毒，之后开始进食。水谷入胃，生成精血气等精微物质，通过脾传输至五脏，五脏通过经脉身体的上下左右，从而维持生命的运作。这个动态过程，经历肺主气、司呼吸、肺主皮毛、皮在外挡固坚守、肛门排便、肛门也回缩挡着内气从肛门泄漏、嘴巴闭合，整个人的气就流通起来了。接着水谷入胃化成精血气，通过五脏连接经脉输送到身体的每个角落。在内往外输送，在外往内挡固，构成一个完整的水气循环系统。这个水气循环系统，是人活着的基础，也是人死亡的原因。道法自然，自然也如此，我们的河流水，通过太阳能量蒸发化为气上腾，通过风吹流动到其他区域，遇冷又下降为雨，自然界水气不循环，河流里面的水就会变为臭水脏水，臭水坑越来越多，不利于人类的存活。身体也如此，如果水气整体无法正常循环，到处都是黏稠肮脏的臭水、臭气区域，人就容易长囊肿、结节、肌瘤、癌症等。

十二经脉连接身体的上下左右，了解身体，我们需要先了解十二经脉的运作，方可明白身体的运作原理。欲了解十二经脉，得先学习经脉的相关知识，了解经脉之道的路线，经过的点有哪些，经脉这条路线上，连接了哪些脏腑，哪些结构，经脉搭起我们对身体认知的架构。经脉穿梭于身体的空隙，只要有空隙之处，就有经脉之道，皮与肉，肉与肉，肉与脉，肉与筋，肉与骨，筋与骨，骨与骨，有形的肝脏与胃之间，大肠与小肠之间，肾与膀胱之间，经脉见缝就穿，遇空而行，形成身体独特的能量网络供应系统。

◎肺手太阴之脉

《灵枢·经脉》："肺手太阴之脉，起于中焦，下络大肠，还循胃口，上膈属肺，从肺系横出腋下，下循臑内，行少阴、心主之前，下肘中，循臂内上骨下廉，入寸口，上鱼，循鱼际，出大指之端；其支者，从腕后直出次指内廉，出其端。"

肺与手太阴脉相连接，水谷入胃，化精微物质而出，通过脾传输给肺，储存于肺。肺气与手太阴脉相连通，输出气行化至上肢内侧前方，气从胸走手，形成肺手太阴之脉。此脉起于中焦胃，胃受纳腐熟水谷，化生精血气，该气由中焦行至大肠，形成网络状包围大肠络脉，返还到胃上口贲门处，向上经过横膈膜，藏气于肺，从肺出而成辐辏状，汇聚横出腋窝下，大面积经过上臂内侧，行于手少阴、手心主脉前方，即上臂内侧前方，向前经过肘窝，大面积经过前臂内侧桡骨下方边缘，入于寸口脉，向上经过手掌大鱼际的边上，出大拇指尖端。其分支，从手腕后分出到食指内侧边缘，出食指尖端。这里的"臑"指的是上臂，"臂"指的是前臂，"鱼际"指的是大鱼际边缘，即手阴阳交接赤白肉际处。

中医认识肺，指的是肺循环系统，肺居人体上部，为天，受人体三焦所出至清之气以及吸进自然之气而成。肺为华盖，主气，司呼吸，朝百脉，通调水道，下输膀胱，宣发肃降。肺主皮毛。肺主治节，肺者，相傅之官，治节出焉。肺主气，主营气，助心行血，助力营气营血在体内输布，因此经脉循行从肺开始。

肺主呼吸，吸进体外清气，呼出体内浊气，清气在肺中发生气血交换，肺是换气的地方，清气与浊气交换的地方。肺吸气将自然界之清气输入浑浊的血液中，通过呼气将浑浊血液中的浊气呼出体外。所以，肺是生气的场所，也是排浊气的场所。

肺主治节，助心行血，布散脉气，起到濡养机体、防御外邪作用。肺主皮毛，皮肤是全身最大的呼吸系统，毛孔开阖作用就是在呼吸，在开阖过程中形成节的交换。节，神气游行出入之所，周身365节，各应天地之气而发生气交换，肺输布气至周身，可促进周身节之游行出入，与天地之气交换。节，现代人叫穴位，身体百节运作，需要肺输布气至身体的每个部分且需要皮肤配合挡固内守，气才能充盈百节机关。皮肤有滑涩厚薄坚脆之不同，腠理毛孔紧密疏松程度不同，身体因皮肤开阖不同所藏之气也不同。

肺主呼吸，吸则周身气满，皮毛撑起，呼则周身气陷，皮毛气陷，一呼一吸，一开一阖，身体开始运作，人因呼吸行气而活，循环往复，所以经脉以肺脉为第一位。这也是婴儿出生后表现的第一件事情，哇哇哭，开始呼吸，身体开始随气息而运作。一个人没了呼吸，呼吸不能制衡，就没法活下去。治病就是要守住这口气，要让这口气呼吸匀称自然，一呼一吸间脉动5次为衡。

肺主皮毛，肺与皮肤主身体藏气多少与输布均衡适度，经脉在皮肤下游走，肺输布气满，皮肤毛孔挡固坚实，身体气多，内气充盈身体之脉易行且快，肺输布气少或身体之气化汗出越皮肤漏气，身体气少，无气以充，皮骨间缝隙陷下，身体之脉空间小，气流行缓慢而蜿蜒曲折。好比一个气球，气球吹满气，整个气球内气充足充盈态，球里的物体就容易移动。气球没吹满，气球干瘪状态，球里面物体不容易移动，还会相互挤压碰撞。人体能吸气，乃身体里面空间大，孔窍留空缝隙大，才能吸气多且深长；人体能呼气，乃身体内之缝隙已经被吸入体内之气填充饱和，空间压力大而欲将气从体内排出体外。故身体里面空间小，缝隙小，且体内气多，则能呼不能吸；身体里面空间大，缝隙大，且体内气不足，则能吸不能呼。所以，肺若气满，则人能呼不能吸；脾病者，身体内气不足，则能吸不能呼。肺如果出了问题，肺气不能输布至体内每个角落去生化有形之物。

肺主宣发肃降，肺朝百脉，主治节，肺气向上向外输出，也可以向下向内输出，身体整个处于张气状态，经脉之道才能畅通无阻。没有肺气输布，身体气陷，经脉处于收紧萎缩态，皮肉筋骨脉也得不到气的濡养，空间狭窄而形弱。身体就好像一个软通道，如软胶管，胶管充满水气，胶管中的水才能顺利地到达目的地。软胶管水气不足则塌陷，水流则无压力输至目的地。

◎ 大肠手阳明之脉

《灵枢·经脉》："大肠手阳明之脉，起于大指次指之端，循指上廉，出合谷两骨之间，上入两筋之中，循臂上廉，入肘外廉，上臑外前廉，上肩，出髃骨之前廉，上出于柱骨之会上，下入缺盆，络肺，下膈，属大肠；其支者，从缺盆上颈贯颊，入下齿中，还出夹口，交人中，左之右，右之左，上夹鼻孔。"

大肠受水谷精气入传于肺，肺守藏其精气，发动输送精气濡养全身之皮毛，至皮毛挡固回流，受手阳明脉收阖挤压化为津，津顺手阳明脉回流循行，属大肠络肺，津化为气而归属于肺，肺下络大肠。肺与大肠相表里，大肠在表（口腔至肛门是连通，属于空腔管道，与皮肤直接相连，表浅部位），肺在里，大肠属六腑，肺属五脏，大肠为空腔管道，运化水谷精微通道，肺为藏气之所。肺输布精气至皮肤末端，皮肤挡固通过阳明脉回流至腑，腑再重新回肺的一个循环。

　　大肠手阳明之脉，从手走头，起始于手阴脉、食指的尖端，循行经过指的边缘，汇聚至合谷穴，经过第一、第二节掌骨之间，逆流而上至两筋之间上腕，经过前臂阳侧之前，进入肘外侧边缘，向上经过手臂阳侧之前，上肩，经过髃骨前缘，向上横出大椎骨交会，向下进入缺盆，络肺，向下穿过膈肌，属大肠。其分支，从缺盆向上经过颈的侧面穿过脸的侧面，进入下面的牙齿中，重新出来环口一圈，经过人中过对侧，向上止于鼻孔的外侧纹处。

　　这里的"髃骨"是四正四禺，两肩位置为禺，禺部位骨感明显肉少的地方，用手即可触摸肩禺骨头。"柱骨"是支柱，连接胸骨与颈骨，支撑颈骨的骨头，为大椎骨。"缺盆"是锁骨与肩胛骨、肩膊骨形成的一个椭圆形缺口。"颊"为颧骨下方，脸部两侧侧面，比如下颌骨叫颊车的部位。"膈"为膈肌，中间有两个孔，食道穿过膈进入胃，血管神经淋巴管的上下通道口。"颈"为头下膺上，也就是脖子两侧之间在前面的部位，由膈入膺颈喉上头，为宗气运行通道。颈贯颔，现代人说的脖子，一前一后一侧面，颈是脖子正面部分，项是脖子后面部分，颔是脖子侧面部分。颈，宗气随膺上行至头通道。项，头气化水津液降下之所。

　　大肠，身体传道之官，变化出焉。饮食水谷入胃肠，胃肠受纳腐熟水谷，化为水谷精微物质，大肠传导水谷糟粕，至肛门变屎而出。水谷精微受胃肠外挤压，越而出胃肠外进入腹腔，腹腔络脉受气分清浊各行其道，以生化身体不同部位皮肉筋骨脉。大肠关门紧，大肠强则中气盛，肺气盛满而行津布散周身，畅行身体每个角落，中气更盛，则津会从皮肤毛孔腠理化汗而离开身体。大肠松弛，关门失紧，门户不守，大便量多离身而去，中气不能满盛，肺若气少，皮肤腠理毛孔少气以张，气血不能畅游周身。大肠强，产生气多入身，大肠弱，产生气少屎多离身，屎与身体内受气多少负相关。

水谷入胃肠，不断产生精气越胃肠而出腹腔，腹腔之气源源不断升腾至上膈进入胸腔，部分继续上行循膺上颈入头，由头部降下至足，部分从胸入腋行于上肢末端、指末聚而回流入身内，吸气时部分由腹腔进入下肢趾末，趾末聚气而回流入身内。腹腔精气源源不断升腾，至清之气入胸腔藏于肺，肺主身体之呼吸，行气布散周身，脉张而灌溉周身，以生成身体之皮肉筋骨脉。肺输布精气以生成身体之皮，皮受气于大肠，经肺输布于周身。如此形成一个循环，由水谷至六腑、五脏，再行阴脉到皮肤挡固行阳脉到六腑、络脏。

肺，受六腑运化水谷至清之气而成。大肠，在身体最下最表层之府，大肠肛门皮肤直接与身体皮肤连接，至清之气产生之所。皮，身体之最浅表、最外层之部位。大肠至清之气源源不断地由下而上进入肺，由里出表输布至身体最浅层以养皮。皮若身之华盖，盖着身，皮挡固身体至清之气化津行化手阳明脉。故肺、大肠、皮皆因身体至清之气而相合，肺与大肠相表里，肺其华在皮。大肠关门，胃肠外压逼胃肠出气进入腹腔，腹腔之气源源不断升腾向上、向外输出进入皮下，皮肤挡固其气。大肠生化出身体之气，肺归藏身体之气，皮毛挡固身体之气不漏泄，三者协调制衡，浑束为一，如此形成人身体的呼吸换气制衡系统，内经称之为息。

肺主气，大肠主津，津与气共同协调制衡身体温度，大肠强，产生腹腔气多，中气满盛而肺气满盛，肺输布精气至周身皮下，皮肤腠理关门紧实，气不能散热为津，则体温升高。大肠弱，中气弱肺少气以藏，肺少气以生身，皮肤腠理关门疏松，气越皮肤而出，散热成津，则体温下降。气多津少，气不能化为津，则肺气满盛，肺胀满，膨膨而喘咳、发热、目黄、口干、衄衊、喉痹。气少津多，津不能正常循行手阳明，则发冷，颈肿，上臂肩前痛。

气津是可以互相转换的，气可以生成津，津可以变为气，津气只是不同存在状态而已。当大肠强，皮肤腠理紧致，则津化为气；当大肠弱，皮肤腠理疏松，则气化为津。好比我们平时用锅烧开水，大火煮滚后，水化为气，熄火后，气逐渐变为水珠，化为水。打开锅盖，散热后气也易化为水，关紧锅盖，如高压锅，水不断化气，锅里不断沸腾，食物也可以快速煮熟。津类似于倒流的水珠。

肺受至清之气，若输布行化失常，不能正常生化为皮，阴不能出阳，气不能成津，则成病。大肠、手阳明脉受皮肤挡固至清之气而为津，津未能行化手阳明脉，阳不能入阴，津不能入里化气而成病。津，身体之悍气也，与卫气相通，其气剽悍滑利，流而能行。

◎ 胃足阳明之脉

《灵枢·经脉》：“胃足阳明之脉，起于鼻之交頞中，旁纳太阳之脉，下循鼻外，入上齿中，还出夹口环唇，下交承浆，却循颐后下廉，出大迎，循颊车，上耳前，过客主人，循发际，至额颅；其支者，从大迎前下人迎，循喉咙，入缺盆，下膈，属胃，络脾；其直者，从缺盆下乳内廉，下夹脐，入气街中；其支者，起于胃口，下循腹里，下至气街中而合，以下髀关，抵伏兔，下膝膑中，下循胫外廉，下足跗，入中指内间；其支者，下廉三寸而别，下入中趾外间；其支者，别跗上，入大趾间，出其端。”

胃受水谷精气入传于脾，脾守藏其精气，输送精气濡养全身肌肉，动输于四末，肉受足阳明脉收阖挤压化为血，血顺足阳明脉回流循行，属胃络脾，血化为气而归属于脾，脾下络胃。胃足阳明之脉，从头走足，起于鼻，上交鼻梁与头骨交接之处，旁边纳足太阳之脉，向下行经鼻外侧，进入上面的牙齿，出牙齿环绕口唇一圈，向下相交于承浆穴（下唇中点下方凹坑中），经过下巴的下边缘，出大迎穴（在下牙中间往后数约第4颗牙对应点，可以用手摸到有跳动的动脉），经过脸侧面，向上过耳朵前方，可以摸到耳前动脉之处，沿着发际至额角上有动脉之处。分支从大迎动脉前一些向下经过咽喉人迎脉，可以用手摸到喉高骨两侧人迎穴跳动，进入缺盆、下膈肌，属于胃，络裹着脾。其直线下来之脉，从缺盆下乳房内侧膺部位边缘，下挟脐走，进入气冲中（腹股沟可以摸到动脉部位）。其分支，从胃口向下进入腹腔深处，下至气冲穴汇合，向下进入耻骨联合外侧少腹与大腿交接处，向下抵达伏兔穴（伸直大腿，大腿有像兔子一样趴在那里的两块肌肉凹处），下膝关节髌骨后方中点，向下经过胫肉与胫骨之间，下到足背（可以在足面上摸到动脉），入中趾内侧间。其分支，膝下三寸分出别脉，向下经过胫肉外，入中趾外侧间。足背上，发出分支，进入大趾，出趾端。这里要注意，人体膈以上、颈以下，叫膺。膈以上、肩以下，叫胸。气冲，又叫气街，冲脉从这里上胸下足，肾脉从这里入肾归肾，胃脉从这里下腿。

这里讲的十二经脉，指的是无形的卫气、营气与有形营血的循行方向。卫气行于脉外，其气剽悍滑利，穿梭于皮肉筋骨脉之间，行走于腹腔、胸腔，释放撑开膏肓以及皮肉筋骨脉的空间。营气行于脉内，为水谷之精气，入输于五脏六腑，通过五脏输布至周身濡养灌溉生成皮肉筋骨脉。脉中包含营气、营血，脉外为卫气。好比一条河流，河流里面的水有空气，河流外面也有空气伴随河流运行。

胃脉循行经过三部九候脉的头部天部脉，分为天地人、上中下三部脉。上部在额颅，可用于探测人体脑部髓海的有余或不足。中部脉在耳前，可用于探测人体耳目之气的有余或不足。下部在大迎处，可用于探测人体口齿之气的有余或不足。

胃在人的身体中间位置，腐熟受纳水谷为精微物质，是人的气血生成的源头，故胃为水谷之海，有胃气则生，无胃气则死。胃中产生气血，分五气入五方归藏于五脏，胃中产生精气，受胃外挤压出胃，分三条路径输布人体的上下左右，气要上头，气要行呼吸，气要出脉外与脉伴随，行于皮肤之间，分肉之中，气要入脉内，和调营养五脏，洒陈濡养六腑，布四末，气在身体运行一周，循环往复周流不息。上焦出于胃上口，胃上口至膈肌之间，出雾露之气，随咽而上穿过胸中，走腋，由肺手太阴之脉起始，伴随十二经脉循行体内，与营脉行于阳二十五度，行于阴二十五度，昼夜重复交会于肺手太阴之脉。作用是充气于身，输布润泽皮肤毫毛，生成以及保护皮肉筋骨脉不受邪气的入侵，这也是卫气的第一种循行路线。第二条路线，由胃上口，随咽上穿膺入颈上头，从头部标结部位发出，至双手足阳侧末端，再通过五输穴或阴脉回流至五脏区域胸腹部。中焦出于胃外间，受气取汁、泌汁如露化为赤血，入脉行化身体的上下左右，濡养灌溉身体皮肉筋骨脉，以生成人体的皮肉筋骨脉。

脾胃为仓廪之官，五味出焉。我们吃进去的食物，喝进去的水，从口进入食道，再进入胃，胃受纳腐熟水谷，使水谷化为精微物质，分布储存于五脏。脾胃就像一个粮仓，将粮食煮熟后获得能量分配给不同部门，各个部门获得粮食，才能有充足的粮草去维持生计，才能进行再生产制造、再储存的过程。胃相当于汽车的发动机，不同的汽车给予不同的食物，比如有些汽车需要柴油，有些汽车需要汽油，有些汽车需要充电，有些汽车用太阳能，如此这般发动机才能运作起来。汽车发动机质量的好坏，决定了这部汽车持久耐用的程度，好的发动机，汽车持久耐用，差的发动机，容易经常抛锚，烧坏机头的锯齿，无法形成汽车原动力。

人也一样，脾胃功能好，气由里出表，由中间入四末，由内往外力量就强，内气有余，外气充足。脾胃功能差，气由里出表，由内往外力量弱，内气不足，外气也不足。这里延伸出一些问题，当人体内气有余，毛孔相对紧凑密闭，此时气由里出表，至皮肤而回流体内，身体里气多而化热，此时可以看到这个人红光满面，脸色红润带光，声高气粗，但实际上这种人是内热，很容易出现便秘、中风等状况。如果看到这种人中风倒下，可以拿针针刺该人的耳尖，让耳尖出血，人就会醒过来。当人体内气不足，毛孔开大，身体里气少而无气固摄身体，邪气容易入侵身体，常见于妇女产后风、大出血，或虚弱的人剧烈运动后。当人体内气不足，毛孔腠理紧闭，相对外气有余，内气无力输出，此时可以取腋窝以回流身体内气。如，一个人晕倒，脸色苍白，四肢冰冷，呼吸微弱，此时可以折返该人的上肢到背后，屈膝折返大腿至腹前，此时人气回流至中间，再刺激人中，大艾条灸肚脐，人就容易醒过来。

胃主肃降。胃受纳腐熟水谷产生清而浊、浊而清之气，谓之中气。中气在胃内要下肠，胃气不降则会引发多种胃肠道疾病。阳明为多气多血之经，阳明脉连胃，胃受纳腐熟水谷后产生大量气血入身内，为气血之源头，大量气血循着阳明脉行走至趾末，部分在气街处分流储存至冲脉，冲为血海，分流至肾脉，肾主水，因此阳明为气血的源头，奔腾滚流至身体各处。足阳明脉主血所生病，胃产生气血后，血循行输布分化至末端，身体血出现问题，处理阳明脉即可。

◎脾足太阴之脉

《灵枢·经脉》："脾足太阴之脉，起于大指之端，循指内侧白肉际，过核骨后，上内踝前廉，上端内，循胫骨后，交出厥阴之前，上膝股内前廉，入腹，属脾络胃，上膈，夹咽，连舌本，散舌下；其支者，复从胃别上膈，注心中。"

脾与足太阴脉相连接，水谷入胃，化精微物质出胃，入通于脾而藏，脾将这些精微物质配送到其他四脏。脾居身体至阴之处，为阴中之至阴，输布精气到四脏。

足太阴之脉，从足走腹胸，起于足大趾，经过趾内侧的赤白肉际线，经过足大趾第二节骨后，向上经过内踝前边缘，经过小腿肉内、胫骨后，在内踝上大约三阴交穴处交出足厥阴之脉之前，上膝关节大腿内侧前面边缘，进入腹腔，属于脾，外络于胃，向上穿过膈，夹咽两侧，左脉夹左，右脉夹右，上连舌体，散布在舌下。分支，从胃出上穿过膈，注入心中。胃产生的血，通过脾脉注入心中，通过心脉循环系统，将血输送到身体的每个角落。这里提到咽，喉主天气，咽主地气；喉为身体呼吸之道，咽为饮食出入之门户；一个由天气出入而开阖，一个由地气升发而开阖。咽是胃上端入口，肛门是胃下端出口。鼻与喉是气在上端入口，尿道是气在下端出口。

脾主升清，胃受纳腐熟水谷产生清而浊、浊而清之气，谓之中气，又叫血。中气在胃内要下肠，胃外挤压胃内气出腹腔，为腹腔升腾之气，该气主升清，输布至其他四脏。脾主运化，脾为胃行其津液至四末而生成肉，肉为中气之精，受中气而存肉，脾输布中气濡养肉的过程，运化生成肉。

脾胃为膈下之脏腑，脾居膈下肝与肾之间，亦为身之中央之脏，胃为身体中间之腑，肉在身体也居于皮肉筋骨脉之中央。胃中产生清而浊、浊而清之清浊相间之气，该气生成了胃脾肉，亦称之为中气，胃脾肉相合于中气。在身体里，清气上升为天，浊气下归为地，清浊之气相交于中产生中气，中气在体内生成脾胃肉。中气又叫湿气，为上升下降之气气交而成，似我们春初见到天地之间的雾气，太阳出来前不能散去。胃就是受这种雾气所生成，脾也是受这种雾气所生成。肉也是受这种雾气所生成。故脾与胃相表里，脾主肌肉。

水谷入胃，胃腐熟水谷壅压水谷之气生出这种雾气，雾气由胃内出胃外，雾气聚于中成中气，中气生成脾，脾传输中气至四末生成肉。肉在生成过程中，其内足太阴脾输出而成肉，其外足阳明胃挡固而成肉，一出一挡，一内一外，三而成形。胃脾肉守持身体清而浊、浊而清之精气而制衡平衡于中。中气不衡，身体上下左右容易出现不对称，不饱满，出现某部位骨骼容易塌陷，而引发大脑头颅骨的高低不平，如有一侧崩塌不平，且大便长期不通畅，易出现突发脑梗而中风。

◎心手少阴之脉

《灵枢·经脉》："心手少阴之脉，起于心中，出属心系，下膈，络小肠；其支者，从心系上夹咽，系目系；其直者，复从心系却上肺，下出腋下，下循臑内后廉，行太阴、心主之后，下肘内，循臂内后廉，抵掌后锐骨之端，入掌内后廉，循小指之内出其端。"

心与手少阴之脉相连接，心气输出手少阴之脉，手少阴心脉，从胸走手，起于心中，出属心周围的大络，向下穿过膈，进入腹腔，外络小肠，与小肠络脉相连。分支，从心周围大络，向上夹咽，偏咽的后方，向上连接眼睛的络脉。其直接从心的络脉连接肺，从肺出腋下，经过上臂后方的边缘，循行经过手太阴、手心主之后，经过肘内后方，上臂内侧后方，抵达手掌内侧后方尺骨头突出之端，进入掌内的后方，经过小指内侧，出其指尖。这里的系是呈辐辏放射状意思，像车轮的中点，有很多轴聚到车轮中点，轴巾连到车轮的边框上，由散开聚拢到一个点，这里指的是散开络脉聚成大脉。

心为君主之官，神明出焉。君，君王，君主，老大的意思。心是五脏六腑的大王，大主。身体心能制衡，心能正常搏出搏入，则能生；心不能制衡，不能正常搏出搏入，则死。心连接脉，脉分化到体表浅处如脸上叫孙脉，神气游行出入，靠身体之脉彰显。血者，神气也，血充足、营气充足则神旺。脉壅塞血，脉为血之舍，身体之神靠心、血、脉才能显现出来。

心主血脉，营气、营血随脉布散濡养灌溉身体，营气出脉外生成身体的皮肉筋骨脉。营气入脉内，脉过泄则脉空少血无血，脉过紧膝过藏则脉满溢壅遏营气。营气出脉外，脉外为卫气随脉夜行于阴，昼出于阳。营气者水谷之精气，卫气者水谷之悍气也。

营气入心，心外压逼心内，心内出营气入脉，脉外壅压脉内出营化气，气积聚皮下形成内压，随着营气输出，体内内压越来越高，故需呼气。呼气已出，体内内压降低，脉外压力不足，脉内营气无力灌溉周身，故需吸气。呼吸定息制衡，以制约体内气压平衡，以濡养灌溉周身上下左右内外。

手少阴脉为三部九候脉之人部脉，因心居身体胸中，在肺下膈上，居其中，故曰人，气之交换转化之处，可候心气神气之有余不足。

手太阴脉为天部脉，肺居身体胸腔最上，为人部地气升发所成，可候肺气之有余不足。手阳明脉为地部脉，大肠居身体腹腔之下，为人部天气下降所成，可候胸腔腹腔之气有余不足。

心为君主之官，神明出焉。心为藏神之所，人体神的彰显需要心气浮越于外而示人。手少阴脉是人体神之门户，得神者昌，失神者亡，此脉除掌后锐骨之端也就是神门穴附近，一般是不能进行灸刺调理的，如处理不当，可能引发邪气随手少阴脉入心，伤心则神去，神去则人易猝死，这也是现代人容易引发猝死的其中一个原因。《灵枢·邪客》："黄帝曰：手少阴之脉独无腧，何也？岐伯曰：少阴，心脉也。心者，五脏六腑之大主也，精神之所舍也，其脏坚固，邪弗能容也。容之则心伤，心伤则神去，神去则死矣。故诸邪之在于心者，皆在于心之包络。包络者，心主之脉也，故独无腧焉。黄帝曰：少阴独无腧者，不病乎？岐伯曰：其外经病而脏不病，故独取其经于掌后锐骨之端。"人心脏一般不会受邪气侵扰，邪气容易滞留在手少阴脉掌后锐骨之端，去除扰心之邪气，可以调心之包络，包心之络，手心主之脉，令邪从手心主脉泄出去即可。故身体出问题，一般不取手少阴脉，取其他经脉协调平衡身体运作气道即可。

◎小肠手太阳之脉

《灵枢·经脉》："小肠手太阳之脉，起于小指之端，循手外侧上腕，出踝中，直上循臂骨下廉，出肘内侧两筋之间，上循臑外后廉，出肩解，绕肩胛，交肩上，入缺盆，络心，循咽，下膈，抵胃，属小肠；其支者，从缺盆循颈上颊，至目锐眦，却入耳中；其支者，别颊上䪼抵鼻，至目内眦，斜络于颧。"

　　小肠受水谷精气入传于心，心守藏其精气，发动输送精气濡养全身之脉，至皮毛挡固回流，受手太阳脉封藏之气降解为液，液顺手太阳脉流通循行，回流属小肠络心，液化为气而归属于心，心下络小肠。心与小肠相表里，心在肺下膈上胸腔之中，属藏，小肠居于腹腔之中，胃下大肠之上，连接胃与大肠的空腔管道，心为藏气之所，受炎热之气而藏之，心输出营气灌溉身体皮肉筋骨脉，至手太阳脉化解回流至小肠府，再重回心的一个循环。

　　小肠与手太阳脉相连解，手太阳脉主液所生病，封藏闭藏之气冷却降气为液，液循经输布手太阳脉。手太阳脉，从手走头，起于手小指尖端，循手外侧后方上腕，出尺骨茎突中大约养老穴处，直向上经过前臂外侧后方，入肘内侧两筋之中（此处有神经，不小心碰到会发麻），上经过上臂外侧后方，出肩部与肩胛骨分开之处，绕肩胛骨，上交肩上，进入缺盆，外络于心，循咽部穿过膈，抵达胃，属小肠。其分支，从缺盆上颈至颊（咬紧牙齿，有肉突出的地方），至目外眦，再下入耳中。其分支，从颊分出上（颧骨正下方），抵达鼻外侧，至目内眦，斜行向下分散络于颧骨。

　　《灵枢·阴阳清浊》："手太阳独受阳之浊，手太阴独受阴之清。"手太阳脉由手走头，独受阳之浊气，水谷入胃，受胃产生的液，至小肠上下左右运转后，挤压出小肠外，蒸腾化气而升，至手太阳脉降解为液，液为缓慢流动之物，在体内流而不行。与津相对，手阳明脉主津所生病，津为快速流动之物，能流能行，行于皮下，亦可化汗而出，津散热化汗而出可以协调身体的温度。液则在皮下流而不行，渗透于皮肉筋骨脉缝隙孔窍间，濡养生成人体的皮肉筋骨脉。液在深层可以润滑筋骨关节，补益脑髓，令人耳聪目明。如果一个人津脱，则腠理孔窍大开，汗出如浆，心疲神劳，四肢无力。如果一个人液脱，则四肢百骸关节不利，筋骨缺失润滑液咔嚓咔嚓响，关节摩擦而变形，骨质增生增厚，关节肿胀行走困难，脸色无光泽，脑萎缩痴呆，骨头发酸，耳嗡嗡响、脑嗡嗡响或者耳聋。津是至清之气遇皮挡固而形成的清而浊之气，液是比清而浊更浊之气，故手太阳管着液之产生和液之运化，主液所生病。

小肠者，受盛之官，化物出焉。液可以养皮生成皮，液可以养脉生成脉，液可以养肉生成肉，液可以养筋生成筋，液可以养骨生成骨。液在身体是气遇手太阳脉而形成的浊降之气，好比我们日常生活的一杯奶，放置一段时间，杯子里的牛奶会自动分层，牛奶中比较清的物质在上，比较浊的物质在下，出现淳化、浊化的现象。液在身体内渗透于皮肉筋骨脉孔窍缝隙之间，其清之气化清之物，淳化、软化为筋，其浊之气化浊之物，散热降浊固化、钙化、坚化为骨。

心，在身体内居肺下膈上，受身体内升腾清而浊之气而生成。小肠，在身体内居胃下大肠上，受身体内清而浊之气而生成，心居胸腔之中脏，小肠居腹腔之中腑，此二者之气合同而生，故心与小肠相表里。水谷入胃化精气入藏于心，心守藏其精气，发动输送精气生成全身之脉，故脉也由清而浊之气生成，心、小肠之脉皆由清而浊之气生成，心主血脉。水谷入胃化营气，营气入心化为赤，随心循脉输出至周身，出脉外灌溉身体皮肉筋骨脉，出脉外后血化为液，液缓慢流行渗透于皮内空间，以濡养皮肉筋骨脉。水谷入胃化为精气，传输至心、血、液，通过手太阳、小肠脉，最后回归于心，这就是心、小肠之脉无形生化的循环路径。

◎膀胱足太阳之脉

《灵枢·经脉》："膀胱足太阳之脉，起于目内眦，上额交巅；其支者，从巅至耳上角；其直者，从巅入络脑，还出别下项，循肩髆内，挟脊抵腰中，入循膂，络肾属膀胱；其支者，从腰中下挟脊，贯臀入腘中；其支者，从髆内左右，别下贯胛，挟脊内，过髀枢，循髀外，从后廉下合腘中，以下贯踹内，出外踝之后，循京骨，至小指外侧。"

水谷入胃肠而出精气，精气升腾输布周身上下左右内外，遇皮肤挡固化为津液水回流至体内，全身之津液水回流下归渗入膀胱，膀胱协调身之水气代谢平衡，守其精气入传于肾，肾输布精气濡养灌溉生成周身之骨，气达四末骨之末端而守身之骨髓。骨髓、津、液、水受少阴、少阳蒸腾化为精气而入通于肾，肾主水，肾主藏水之精，肾聚水化精气而升腾，肾络膀胱，肾与膀胱相表里。膀胱与足太阳之脉相连接，膀胱为冬藏之府，足太阳为冬藏之脉，从头走足，起于目内眦，向上入额，交于巅顶，分支从巅顶横过耳朵上面，其主脉，从巅顶进入脑络于脑，从脑出往下入项，经过肩关节内侧，夹着脊柱两侧向下抵达腰，进入脊柱两侧凹下去地方，络于肾，属于膀胱。分支，从腰部往下夹脊柱两侧下行，穿过臀部向下入腘窝中间，肩关节内外两侧，向下穿过肩胛骨，夹着脊柱外侧凹陷处往下，经过大腿骨与髋骨交接处，经过股骨头后方，从后方往下入腘窝中，向下穿过小腿里面，出外踝后方昆仑穴处，经过第5跖骨粗隆外侧凹处，至足小趾外侧。

饮食水谷入胃化为气与津液等水类物质，至清、偏清类气由腹腔进入胸腔上头，输送至身体的末端，而津液水类偏浊类物质全部下流渗而进入下焦膀胱，膀胱大肠区域空窍缝隙属于下焦区域。膀胱大肠均居身体内最下之腑，膀胱也受身体源源不断降下之浊气渗入而出尿。清气往上升腾，浊气往下归降渗入膀胱，出而成尿。这里可能有人不明白，大肠居身体最下之腑，膀胱也居身体至下之腑，怎么会有两个腑都居最下，大肠是胃肠道的延伸，胃肠道在身体内的最下之腑，末端在肛门，连接着身体表层皮肤，为空腔管道，容纳身体糟粕粪便，并将之排出体外。而膀胱是经脉在身体躯干部区域最下之腑。胃肠腐熟水谷化气入脉，脉行化周身上下左右，灌溉濡养身体百骸四肢等，回流之津液水类从外从上降下至身体躯干最下之腑膀胱，在膀胱化尿排出体外。一个管着身体糟粕粪便的排泄，一个管着人体水液代谢。《内经》曰："膀胱者，州都之官，津液藏焉，气化则出矣。"

膀胱为身体津液水之道，津液水降下归于膀胱，膀胱强则关门紧，排尿次数量减少，会留水而生病。膀胱弱则关门弱，排尿次数量增多，容易出现尿量多，尿次数多，身体津液减少而生病。膀胱与身体皮肤开阖也有密切联系，三焦膀胱者，腠理毫毛其应。水谷入胃化气，清气上升外行，由里至外，由下至上皮肤，皮肤开则气化汗越皮肤而出，津液水精气化汗而出，回流的津液水类就会减少，渗入膀胱的水液也会减少，尿量减少。遇皮肤挡固而部分散热降气化为水津液，下流回归渗入膀胱的量就大，尿量也会增大。夏天毛孔腠理大开，身体出汗量增加，人如不及时补充水分，尿量就会减少。冬天毛孔腠理密闭，身体出汗量减少或者不出汗，人饮水量相对减少，尿量也会增加。

这里延伸一个问题，口渴，为什么有些人不喝水也不容易口渴，而有些人喝水多也容易口渴。口渴，口中津液不足，源于肾聚水成精化气升腾之力不足，藏精而起亟之力弱，导致体内津液水聚于下而不能化气升腾于上于外，此类型属于有水，而水不能化气循行流通体内而导致口渴，这种情况越喝水就越口渴，且身体容易聚水而致水肿腹胀。肾聚水成精化气力强，体内气多而生热，热积聚，体内水易受热化为气，体内水少气多，身体内热，此类情况可以通过喝水解决口渴问题。体内水少气多，水多气少，都属于身体水气不平衡、阴阳失衡之态。最好的身体状态是平衡态，属阴的津液水可以精化，化气升腾于上于外，受皮肤挡固，又可以聚气散热降为雨湿水津液而下归归里，如此表里内外上下，水气津液血精都可以正常地输布循行不受阻碍，身体可以达到动态循行平衡状态。此时只需要补充饮食水谷，抵消从皮肤毛孔散发出的气与汗，从膀胱排出的尿液，补充这两条路径丢失的水液，身体一天都不容易口渴，使用践行食道之人，可以达到这种平衡之态。当你静坐的时候，舌顶上颚，会有津液不断地涌出来，津液从涌泉冲至舌尖，身体气脉常通，如何容易生病呢？

　　膀胱足太阳之脉主筋所生病，指的是太阳与液生成相关。掌管液的多少与行化，行化液，运化液，流通液，太阳为寒脉，气合入寒脉则成液，身体升腾所化之气，流通循行至太阳脉而成液。足太阳脉化气成液后，液除下归于膀胱，还穿梭流通渗透皮肉筋骨脉孔窍缝隙间，渗渍淳化、软化生成身体最柔软的筋，足太阳运化液，液濡养筋，无液濡养，筋容易硬化、脆化而断裂。此外，液为行阴之物，液寒则筋缩紧，液热则筋纵驰。而肝主筋，指的是肝脏精气，输布精气生成周身之筋，筋的长短大小由肝所主。

◎肾足少阴之脉

《灵枢·经脉》："肾足少阴之脉，起于小指之下，邪走足心，出于然谷之下，循内踝之后，别入跟中，以上踹内，出腘内廉，上股内后廉，贯脊，属肾络膀胱；其直者，从肾上贯肝膈，入肺中，循喉咙，夹舌本；其支者，从肺出络心，注胸中。"

谷入胃化气，气由胃肠道入腹腔进入体内，一切浊降之气归藏于北方叫肾气，肾收受浊降之气归藏为精气，聚水、津液、血等浊降之物为精气，此时才可以阴极阳生，里气出表，表气入里。肾聚水不精化，聚津液血不精化，则浊物聚于下为死水，流水不腐，户枢不蠹，死水积聚于体内不精化，不能化气升腾，则人体腹腔胸腔被死水浸泡，形成腹水、胸水，水不得入脉渗入膀胱化气出焉。

肾输布精气散于周身至末端生成骨及骨髓，肾主骨生髓。骨、骨髓居于身体至阴之处，受游行入骨之火而升腾化气，水化气升腾，布散身体左右上下内外，随道流行周身形成经脉之道。精在至阴之处叫精，升腾化气出表至皮下腠理叫津，津易越皮肤出于体外。跑步，被现代医学定义为最好的锻炼身体的项目，但跑步不意味着要长跑或剧烈地短跑，慢跑才是最好的锻炼方法。慢跑可以促进体内的肾聚水为精，化气升腾，让体内气增多，气血流通循行速度加快，气增加，如果此时毛孔腠理密闭，则身体不易出汗，体内升温，可以促进体内缝隙留空孔窍空窍的疏通。但如果跑步时间过长，剧烈运动会导致毛孔腠理打开，气门大开，大量水分精化，升腾化气越皮肤而出体外，此时精变为津，汗出臻臻，导致体内津脱、精脱，跑步后人反而容易疲劳乏力了，晚上睡眠虽然更容易入睡，但其实这是精气不足的表现，精脱嗜睡。跑步，以慢跑为主，适合毛孔腠理密闭之人。一旦慢跑至身体发热，欲微微出汗，就可以停止慢跑了，改为散步为宜。剧烈跑步会让人体的津、液、精大量流失，长期坚持长跑之人，肌肉筋等缺失津液的濡养会变脆坚硬，形成筋痹、肉痹反而不利于身体气血的循行流通。对于毛孔打开、腠理疏松之人，不适合以跑步作为锻炼身体的方法，宜缓缓散步为宜，不疲劳不出汗为度。这样身体的气血不仅可以通过举步而流通循行，又不会因过度流通而导致体内气血流散至体外，进而导致身体更加虚弱。理解了体内精、气、血、津、液的转化规律，在运动时可以找到更适合自己健康的锻炼方法。

此处延伸分析一下，无极桩、太极桩以及太极、动中禅、真气运行、静坐等，适不适合自己练习，要把握两个点。一是，能不能让身体的气、血、津、液、精流通循行起来。这对于处于清静状态且欲望很低的人来说，可以轻易地察觉到体内能量是否循行流通。当然对于躁动之人，这就无法内观察觉到了。二是，能量流通起来，会不会顺着天地气交。人体与外界气交，打开毛孔腠理会导致体内气、血、津、精、液能量流失体外，不能守持精气的锻炼方法，长期坚持下去会对人体会有很大伤害。把握住这两点，就可以找到适合自己的养生锻炼方法。这里再延伸一下，除了让体内能量流通循行起来，还有一种特殊的方法就是让体内的神能够流通循行起来，这是高级的练功法门，上古的修道之书，有比较多深入的记载。神畅游身体，任督二脉、十二经脉畅通，大小周天畅通，神就可以周流而回到下焦结丹，又可以回到前额结眼。

足少阴脉与肾相连，从足走腹胸，起于足小趾之下，斜走足底涌泉处，向上出于第一跖骨与内侧楔骨交接的凹坑区域，向上经过内踝之后，别出一条脉进入足跟中，再上行进入小腿内，出腘窝内侧边缘，上大腿内侧后缘肉与肉间，穿过脊柱向上，属于肾络于膀胱。其直脉，从肾向上穿过肝与膈肌，进入肺中，经过喉咙旁，夹舌体两侧。分支，从肺出外络于心，注胸中而散，布散心外层。

肾位于身体至里之脏，受体内浊降之气而藏，为阴中之少阴、阴中之至阴，肾主水，肾主藏精，肾主生殖，肾主生长，肾主发育。肾为作强之官，技巧出焉。肾在中国人心中，受上古文化熏陶，是最重要的脏器。老百姓聊天中，遇见掉头发、耳鸣耳聋、脑鸣、视物模糊、阳痿遗精、宫冷不育等这些症状，就会说你肾虚啊！肾究竟为何种脏器，让人心中念念不忘补肾。一切由表由外由浅层在上回流降下之浊气，皆可入肾而藏，肾的作用是将这些浊物化精气，再次升腾由里、由下、由内向外、向表、向上去输出，肾为先天之本，肾能将这些浊物化为精气、清气蒸腾升发之能力，这就是肾在体内存在的意义。如浊物浊气浊水在体内蓄积不升发，那么身体就会显得笨重，下肢会肿，行走困难，嗜睡倦怠，身冷，肾能让这些后天物质转化为先天元气在体内循行流通、周流不息的能力，所以中国人特别看重肾。也因此肾为作强之官，伎巧出焉。人的动作技巧，不同的姿态，都需要肾升腾所化之气去支撑，无气支撑四肢百节机关皆不得利索。

肾为先天之本，主生长发育，这也是肾能让浊物精化、气化之能力所决定。肾主水，肾藏精，肾所在身体的下焦处，为身体最下较里之脏，身体浊气、浊水自然下流渗透入肾而藏，气往高处走，水往低处流，这是亘古不变的自然规律，决定了肾可以主水，行化水，输送水到身体各处。肾可以聚水为精，产生精去传递生殖下一代。推动身体神明的运作，推动身体聚水为精、精化气升腾的能力，命之为肾。也因此你可以理解，水不行化，化气升腾至头，头失去清气濡养，自然掉头发；耳脑失去肾气濡养，自然耳鸣脑鸣；目失去肾气濡养，自然视物不清模糊。无气支撑四肢百骸关节，阳器自然不举，性欲自然不强。

理解身体，掌握经脉，需从五脏六腑所在身体的部位入手去延伸思考。比如肺主气，肾主水，这是身体结构自然存在的状态。水化气，气往胸腔走，气化水，水往腹腔走，这是客观存在的气往高处走、水往低处流的规律。理解水与气在身体的位置，就不会把水与气混为一谈。论肺就不离肺与气的关系，论水就不离肾与身体之水的运作，才能深入解析人体。水在身体里，至腹腔，进入大腿，下流至足底。水起于足底，肾气也起于足底，足底有气往上冲，下肢才不会水肿，水气上冲的过程叫作太冲，涌泉为太冲之所。从树来看，树根从土壤中吸取水气能量，再往树干树叶果实输送，这就是水气上冲的现实映照，树的太冲在其根部。

肾主身体的闭藏，肾为封藏之本。肾聚水而藏，输送水生化骨骨髓，水积聚于骨髓中。当人体骨髓过冷，无火以温曦，则骨冷而身重，举步艰难，脚肿如脱。当人体骨髓受热受火过度，化气升腾为气，气有余则生热生火，耗散身体津液精，壮火食气，髓少骨枯，身体之气不能润骨也。对应现代医学说的股骨头坏死、致密性骨化病、白血病。

如何理解白血病与骨、骨髓的关系？正常人饮食水谷入胃化气，气不断升腾出来，身体温度不断升高，气至皮下为津，越皮肤化汗而出，此时体内温度下降。如果身体出汗后温度不能下降，则是骨髓受热过度、不断化气升腾所致，需扑灭骨热，泄平骨热，骨髓才不会继续化气，否则会引发出汗、高热、神昏等。骨髓问题，受热引发，对应现代医学叫白血病、骨髓异常增生综合征、骨髓纤维化、脊髓空洞症、渐冻症等。肾最怕过热，肾经是不能随意艾灸的，现代人动不动就艾灸扶阳养生，殊不知津、液、精、血、髓、水的重要性，特别是灸肾，令热入骨，骨髓受热飞扬，灸浮骨气，化汗而出体外，对某部分人群而言，是杀人于无形之事。此类人群艾灸后容易出现口干舌燥、便秘、失眠多梦、烦躁不安等不适症状，当及时停止艾灸。

中医所说之精，有些人无法理解。精者，藏精而起亟也，具备起亟能力的体内物质谓之精。足少阴之脉，行化肾主水，肾主骨髓之水、髓之气，受火之挤压而水化气升腾，髓化气越骨而出，其气飞扬疾行于体内。下行浊降之气归藏于肾，可以转化升腾之物谓之精。而神则是两精相搏谓之神，具备相搏能力的精气相搏而产生神。如精气的表里相搏，上下相搏，内外相搏。通过相搏，精气才能动输身体上下左右，也正是通过相搏才能三而成形，才能让无形之精气生化为有形之物。

肾，在身体内为至里、至下之腑，受身体内源源不断降下之浊气而生成。膀胱，在身体内为至下、至内之脏，受身体降下之浊气而生成，两者之气合同而生，故肾与膀胱相表里。水谷入胃化精气入藏于肾，肾守藏其精气，发动输送精气生成全身之骨（髓），故骨也由降下之浊气生成，居身体至里之形。肾、膀胱、骨（髓）皆由下降之浊气生成，肾主骨生髓，同出一源。水谷入胃化精气，精气中偏浊、偏重沉之气渗入膀胱，膀胱归藏精气入肾，肾输出精气生成周身之骨髓，骨髓受足少阴脉相搏而出水，水化气升腾为精气重新入肾，这是肾、膀胱、骨无形生化的循环路径。

◎心主手厥阴心包络之脉

《灵枢·经脉》:"心主手厥阴心包络之脉,起于胸中,出属心包络,下膈,历络三焦;其支者,循胸出胁,下腋三寸,上抵腋下,下循臑内,行太阴少阴之间,入肘中,下臂,行两筋之间,入掌中,循中指出其端;其支者,别掌中,循小指次指出其端。"

心包与手厥阴脉相连,心包掌管身体之脉。手厥阴脉,从胸走手,起于胸中,属于心包络,从心包络分化而出,下膈肌,分散络于三焦,分支,从胸出表胁部(肋与肋之间的凹处称之为胁),向下走 3 寸,向上抵达腋下,经过上臂内侧中间,行手太阴脉、手少阴脉之间,进入肘窝中,经过前臂两筋之前,进入手掌中,直达中指,出中指尖端;分支,从手掌中大约劳宫穴处别入手小指、无名指的尖端。

肾气自下而上,过膈至胸中而散,散入心包。肾气达胸中外压心脏,心脏再壅压营气出脉,令营气在脉内行走无所避。气血在心肺进行气交换,换气后营气归于心。心脏壅压营气形成心内压力,壅压到一定程度,心脏内压力增大,由内至外搏出,营气、营血重新回到心脏守持。心中受脾输送的营气而满,心外受肾布散的卫气而满,心外卫气挤压心内营气,阴阳互搏,外内互搏,心脏被挤压而出营气,营气随脉循行体内,布输灌溉周身皮肉筋骨脉。心外之脉气命名为心包,心外之气命名为膻中,积聚于胸膺,也叫气海。心外之气源于下焦肾气所成,卫出下焦之理,下焦气上至胸而为心外之气,包围心脏外络心脏。足太阴脉注入心中,说明营气入心内,足少阴脉外络于心,布散于心,说明在心外,心内心外两气相搏,形成心的运作产生脉动,内外互压制衡,身体才能产生心跳脉动。心外之气不足,心外压逼心脏力弱，脉行缓慢，心中营气有余；心外之气太满，心外压逼心脏力强，脉流急疾，心中营气相对不足。

身体中的任何脏腑都是这样，互压动输行气制衡。肝外之气，外压肝内之气，肝才能输出精气生化筋；心外之气，压逼心内之气，心才能输出精气生成脉；肺外之气，压逼肺内之气，肺才能输出精气生成皮；脾外之气，压逼脾内之气，脾才能输出精气生成肉；肾外之气，压逼肾内之气，肾才能输出精气生成骨（髓）。

胃外之气，压逼胃内之气，胃才能输出精气入脾；胆外之气，压逼胆内之气，胆才能输出精气入肝；小肠外之气，压逼小肠内之气，小肠才能输出精气入心；大肠外之气，压逼大肠内之气，大肠才能输出精气入肺；膀胱外之气，压逼膀胱内之气，膀胱才能输出精气入肾。

筋外之气，压逼筋内之气，筋中之气才能生成筋；肉外之气，压逼肉内之气，肉中之气才能生成肉；脉外之气，压逼脉内之气，脉中之气才能生成脉；皮外之气，压逼皮内之气，皮中之气才能生成皮；骨外之气，压逼骨内之气，骨中之气才能生成骨。

身体脏腑生成动输皆为如此，互压动输行气失常，体内气就内乱而生病。在内之气不能往外输出，不能张则形衰而虚，在外之气不能往内挡固，不能回缩，形就往外隆起膨胀而满实。生成任何有形之物，皆由三种气互压制衡守持而得，外气压逼挡固回缩，内气鼓动输出膨胀，中气居中而塑形。《道德经》："道生一，一生二，二生三，三生万物。"三生万物，万物皆由三气相合而来。三气不和，中气虚而难成形，外气有余而形衰，内气有余而形盛，此所谓《道德经》"万物负阴而抱阳，冲气以为和"之理。

有形之物体皆有内外之气、上下之气，表里之气互压相搏而成形，形成器才能纳气，气在有形之物内才能运行。体外之气，压逼体内之气，体内中和之气才能形成有形的身体。肝外之气压逼肝内之气，肝中之气才能形成肝脏。心外之气，压逼心内之气，心中之气才能形成心脏。肺外之气，压逼肺内之气，肺中之气才能形成肺脏。脾外之气，压逼脾内之气，脾中之气才能形成脾脏。肾外之气，压逼肾内之气，肾中之气才能形成肾脏。

同理，胃外之气，压逼胃内之气，胃中之气才能形成胃腑。小肠外之气，压逼小肠内之气，小肠中之气才能形成小肠腑。大肠外之气，压逼大肠内之气，大肠中之气才能形成大肠腑。胆外之气，压逼胆内之气，胆中之气才能形成胆腑。膀胱外之气，压逼膀胱内之气，膀胱中之气才能形成膀胱腑。形质已成，内外互压，其气乃行。

心包，包心之脉，延伸分化出全身之脉，心包络之脉相当于大河，连接着大海（冲脉），冲为血海，连接着中河、小河、小溪等周身之脉，如末端的孙脉，孙脉类似小溪流，类似毛细血管，脉有问题，都跟手厥阴脉有关系，手厥阴脉主脉所生病。现代人，容易得一种病叫动脉粥样硬化，比如主动脉粥样硬化容易引发主动脉夹层破裂，颈动脉粥样硬化，脑后基底动脉粥样硬化，椎动脉硬化，心血管硬化，与过多胆固醇堆积在脉管内形成斑块相关，容易引发头晕、失眠、健忘、痴呆、中风、脑梗死、脑出血、心肌梗死等疾病。动脉硬化皆因脉不能正常行化，导致柔软有弹性、收缩舒张自如的脉变硬、变脆，似经过寒冬的水管，水管里面沉积了水中的垃圾、铁锈、霉菌等，胶软的水管也开始发硬变脆而容易爆裂。人体的脉管也如此，沉积过多斑块还会引发脉管堵塞。脉管堵塞容易引发供血、供气不足，从而出现相应的问题。脉自身的问题可以取手厥阴脉调理，脉有结、脉堵塞问题，可以取足少阴脉调理，足少阴脉上胸而散，化气升腾壅压外逼心脏，可以促进营气在脉内的流通运行，促使脉中之结溶解消失。这里提醒一下，中医之脉，除了脉本身，还会考虑脉内运行的营血、营气，脉外运行的卫气、悍气、津气、液气等，中医考虑更多的是无形之气，而解剖学考虑更多是有形之象。

水谷入胃肠化气而出，气进入腹腔，腹腔之气因气清浊不同分三队而行。轻清之气由腹腔进入胸腔上头，在胸腔守持于心包络之外，叫膻中也叫气海，压逼心包络输送精气行化周身之脉，脉由孙脉、络脉、再回流至经脉。脉中营气出气循经交接至手少阳脉，合入手少阳脉散热降气化为津液水由皮下回流至里、至深处及合入下肢足太阳脉委阳处，受三焦游行之火，继续蒸腾化气而出，进入胸腔心包络之脉，形成一个体内气循环。脉中营血出脉外为液，液灌溉濡养周身皮肉筋骨脉。

◎三焦手少阳之脉

《灵枢·经脉》："三焦手少阳之脉，起于小指次指之端，上出两指之间，循手表腕，出臂外两骨之间，上贯肘，循臑外上肩，而交出足少阳之后，入缺盆，布膻中，散落心包，下膈，循属三焦；其支者，从膻中上出缺盆，上项，系耳后，直上出耳上角，以屈下颊至䪼，其支者，从耳后入耳中，出走耳前，过客主人前，交颊，至目锐眦。"

焦的字形（见图12）是火在下面烤，小鸟在上面飞扬，这里述意，饮食水谷入胃肠，是胃肠腐熟饮食水谷化气在体内飞扬奔腾之态。三焦，水谷入胃肠，化气出胃肠内进入腹腔，气积聚腹腔后因气之清浊不同，分成上中下三条路线输布身体。上焦居于胃上口，气从胃上口挤泌而出，如雾蒙蒙，上焦出清气往上行化。中焦居于胃中之外，气从胃中挤泌而出，如露化赤入脉，行于脉中。下焦居于大肠膀胱之外，气从胃肠出，挤泌如渎，出浊气下归降于大肠膀胱外间。三焦气行，行化贯通身体上下左右。清气往上，上至最高点积聚和合化津液水而下，好像下雨，雨湿之气下行。浊气往下走，下至最低点积聚和合并入精气而升腾。露气在中，行化脉内，濡养灌溉身体皮肉筋骨脉。三焦界限不可能太清晰，因气之清浊不同逐渐分层，上焦位置为清气所居，中焦位置为清而浊、浊而清之气所居，下焦位置为浊气所居，是被水浸泡之所。

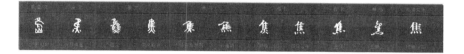

图 12　焦的字形

营气出于中焦，卫气出于下焦。营气、营血行脉中，卫气行脉外。营者水谷之精气，营气、营血随脉上下输送五脏，洒陈六腑内，贯通五脏，外络六腑也。卫气者，水谷之悍气，其气剽悍滑利，行走于皮肉筋骨脉之间，积聚于腹腔肓膜，胸腔内。营气卫气互压相搏，动输行气身体的表里内外。

三焦与手少阳脉相连，从手走头，起于手小指、无名指之端，逆上经过两指入手背，经过手背浅层上腕，出前臂外侧两骨之间，向上穿过肘关节，经过上臂外侧中间，上肩，交叉足少阳脉，行于足少阳脉后，进入缺盆，布散胸腔空间，散开络于心包，向下穿过膈，经过属于三焦筋膜内。分支，从胸腔空隙留空向上出缺盆，上项连接耳后完骨穴附近，直上出耳朵上角处，向下屈曲到颊侧（颧骨下脸侧面）到顀（颧骨下鼻侧面）。分支，从耳后进入耳中，出走耳前方动脉客主人前，与颊相交，至目锐眦外侧。

心包汇聚成宗脉，在膈上胸腔内，行化身体之阳，为膏之原。三焦由筋膜汇聚成宗筋，在腹腔内，行化身体之阴，为肓之原。膏，受体内之浊气聚于膈附近而成；肓，居于腹腔，是聚水为精气升腾之处，腹腔之缝隙大而成空，需以清气撑之，使腹腔空间变大。膏肓为人体至里之空间，四肢以及躯干浅表处为人体至外之空间。阳道实，阳道需要有皮肉筋骨脉的形成，以挡固身体之气回流。阴道虚，阴道空间应该有气撑开，空间大留空缝隙大才能纳气，气才能正常流通。阴道有空间才能流通气，使卫气由阴出阳，由阳入阴。卫气生于阴，卫气与营气营脉伴行，气到脉到血到。气行、血行之意，营卫之气于身体无处不用，一阴一阳相伴而行。阴道空间肓之处，位于三焦腹腔内。膏之处，位于胸腔膻中内，膻中，是胸腔孔窍的代称。

手少阳脉主气所生病，气由水谷入胃肠而产生，因气清浊寒热刚柔不同，分不同层次界面行化身体的上下左右内外。气在身体行化产生气的通道经脉，生身之气顺着经脉行化身体的每个角落，循环往复，周流不息。有气才有身体的空间，才能形成身体的缝隙、孔窍、腠理、毛孔等，气充实则可填充身体的空处。身体的空间有大空、中空、小空，有空才能行气，气行见缝就钻，见窍就走，逢空就穿，气压强弱影响气的运作方向，由小空间流到中空间，中空间流到大空间。

身体的大空间有头腔、胸腔、腹腔。身体的中空间有大腿、小腿、上臂、前臂、食道、胃肠道、胆道、脉道等所在空间，还有皮与脉、皮与肉、脉与肉、肉与肉、肉与筋、肉与骨、筋与骨之间等空间。

身体的小空间有胃肠道内与胃肠道外可以穿越的小空间，脉道内与脉道外可以穿越的小空间，皮肉筋骨脉等可以由内往外、由外往内穿越的空间，总结为毛孔、腠理、汗腺等。身体有空才有气的流动、气的运转与生化，而三焦即在腹腔之内。

身体假如没有空间，气在体内就没办法进行穿越升降出入运行不息，没有空间出入升降则神机化灭，升降息则气立孤危，所以身体有空间是气能自由运行的基础。三焦主气所生病，又叫作三焦主空所生病，因气产生于三焦内的胃肠道，气由胃肠道孔窍进入腹腔三焦中，三焦持腹腔之气循行于身体的所有部位，生命才有了活力，人才可以站立。如果体内某处空间堵塞了，使得此处空间对应之部位无法进行气交换，此节运作失常，就很容易因气积聚而产生局部胀、闷、顶住等不适症状。比如胸腔空间变窄，气积聚胸腔不流通，人就容易胸闷、胸胀；胃肠外空间变窄，气不能由胃肠内出胃肠外，气积聚于胃肠内，人就容易出现胃胀、腹胀。空间堵塞狭窄，气不能正常流通，局部散热降气为水，水津液停留堵塞空间容易出现水肿胀满等不适；脑内空间狭窄，气入脑内空间不能正常循行，则易出现反复头胀，压迫到脑中血脉，容易头痛。

又如胸腔空间狭窄，清气在上，聚于胸腔，不能正常分化出气，清气有余压逼肺而出现胸满咳喘。清而浊之气在膈上清气下，聚于心包络周围，不能正常分化出气，有余而压逼心出现胸闷、胸痛、心烦。清而浊、浊而清之气在膈下中间，膈下空间狭窄，气积聚于脾外，有余压逼脾而出现腹满、食不下、食则呕、气上逆等不适。浊而清之气在膈下肝外，有余压逼肝而出现小腹胀满、溃疝等不适。浊气在腹腔肾外，有余压逼肾则出现善恐、口干舌燥、脊股内后廉痛等不适。

　　身体有了空间，津液水血精才能在身体内正常的行化、分化。津遇皮下空间堵塞，容易出现越而化气出汗，空间堵塞，卫气津不能正常输布，人容易受邪风所害出现风水之状，皮下水肿。液在身体内空的地方行化，渗渍空间孔窍，生成并濡养皮肉筋骨脉，其中液之偏清者淳化、软化生成筋，偏浊者固化、沉降、浊降生成骨。血在脉中，随脉游行布散身体的缝隙留空处，脉要分布成功，需要有空间给脉去穿透灌溉，好像城市的供水管，从地下打通管道存放的空间，水才能跟随管道送到千家万户。皮肉筋骨脉要得到血的濡养也同理，皮肉筋骨脉之间要有小的空隙给脉去穿梭，哪里有空间，气脉就往哪个空间钻。看到这里，估计大家可以理解为何婴儿处于正气最强、免疫力最强的状态，任何伤害身体的邪气，因婴儿的身体柔软有弹性，体内留空缝隙大，气血在空间存放量大，可以迅速识别不适合、不匹配身体的邪气，并将之驱除出体外。而青壮年，身体已经发硬，体内留空缝隙变小，到了老年，身体僵硬，组织老化，体内空间急剧缩小变窄，身体正气大幅度下降，累积疾病缠绵难愈。有空才能论述身体阴阳气血津精液等的多与少、空可纳气、气可举空。《心经》论述，"色即是空，空即是色"，难道不是陈述生命的规律吗？

　　心包，在身体内居于胸腔，受体内三焦源源不断产生之气上升而生成。三焦，在身体内之腹腔，守持身体胃肠道源源不断生成之气而成。心包守持胸腔之空，三焦守持腹腔之空，一阴一阳，一上一下，互搏而互为表里。心包，行化身体之脉，三焦，行化身体之气。气与脉结伴而行，两者互为根基。脉如自然界之河流，气如自然界之空气。河流之水，空气之气，相互伴行，生化自然界的万事万物。气与脉伴行，生化人体的皮肉筋骨脉。脉藏纳身体之血。血者，精气也，气撑开身体的空间。脉与五脏相连接，濡养五脏六腑。气与六腑相通，内外相搏，归脏闭脏动输五脏之气。

三焦受水谷精微，分清、浊、寒、热各行其道出游身体，向上、向外输布，遇皮下挡固回流身体的津、液、水，阴清而阳浊，阴清之气合入手少阳脉，化阳浊津、液、水下归，津、液、水穿梭于体内皮下骨上小空间，生成濡养人体的皮、肉、筋、骨、脉。三焦位于体内的地部，手少阳脉居于体内的天部，三焦产生身体的津、液、水、气、血，手少阳脉消化身体的津、液、水、气、血。一内一外同气而化，内则水化气而出，外则气化水而入，互压动输制衡而平衡。故三焦者，决渎之官，水道出焉。身体之皮、肉、筋、骨、脉皆被津、液、水、血等浸泡而成，内经称之为渎，决渎，决身体津液水类的协调制衡平衡。如体内的津液水类多，则身体不容易行气运气，不通气易出现微肿。如体内的津液水类少，气多气积聚而易生热生火，身体容易干燥、坚脆、枯萎而漏气。

◎胆足少阳之脉

《灵枢·经脉》："胆足少阳之脉，起于目锐眦，上抵头角下耳后，循颈，行手少阳之前，至肩上，却交出手少阳之后，入缺盆；其支者，从耳后入耳中，出走耳前，至目锐眦后；其支者，别锐眦，下大迎，合于手少阳，抵于颅，下加颊车，下颈，合缺盆，以下胸中，贯膈，络肝属胆，循胁里，出气街，绕毛际，横入髀厌中；其直者，从缺盆下腋，循胸过季胁，下合髀厌中，以下循髀阳，出膝外廉，下外辅骨之前，直下抵绝骨之端，下出外踝之前，循足跗上，入小指次指之间；其支者，别跗上，入大指之间，循大指歧骨内出其端，还贯爪甲，出三毛。"

胆受水谷之精气入传于肝，肝守藏其精气，发动输送精气濡养全身之筋以及四末爪甲，筋受太阳挤压而出液，液遇少阴化为气而归属于肝，肝下络胆。胆者，围在身体最外圈，强围着身体，令身体之气不往外漏泄。胆者，担也，通过胆的强围作用，令体内输出之气可以行化身体的每个角落，身体犹如一个气球，气球有外皮挡固气球里面的气，往气球里面吹气，气球会饱满而对称，胆的作用就是令身体对称，上下左右前后对称，从而使整个身体处于平衡状态，令身体不倾斜。

胆与足少阳脉相连接，由头走足，起于目外眦，上抵达额头角，沿着耳后缘下颈，行于手少阳脉之前，到肩上，交出手少阳脉之后，进入缺盆。分支，从耳后缘进入耳中，出走耳前方客主人脉，至目外眦后。分支，从目外眦出，下大迎脉，合于手少阳脉，抵达颧骨下方鼻外侧，向下行于下颌骨附近，下颈，合入缺盆脉中，下胸中，下穿过膈，属胆腑络于肝脏，经过胁里，出腹股沟气街脉，环绕阴毛边缘，横向经过腹股沟中；主脉直下，从缺盆下腋，经过胸与季胁外，向下合入腹股沟中，向下经过股骨头外侧，经过膝关节外侧边缘，进入腓骨头之前，直下抵达足少阳经筋绝骨之端，向下出于外踝之前，经过足背，进入足小趾与第四脚趾之间；分支，从足背，进入足大趾，经过大趾第二节骨头出其尖端，环绕穿过爪甲，进入足大趾毛多处。

足少阳脉由头走足，手少阳脉由手走头，两条脉在肩上相交。足少阳脉在颈耳处行于手少阳之前，在肩上交于手少阳之后进入缺盆。手少阳脉上肩，交于足少阳之后，上项，经过完骨，上耳上角入头。这与现代教科书讲的足少阳脉、手少阳脉的经脉循行路线恰恰相反。

在耳后，实际上手少阳脉连完骨，在足少阳脉之后。而现代教科书，足少阳脉连完骨，手少阳脉在耳后足少阳脉之前。

绝骨，很多人会以为是腓骨外踝处骨，实际上这块骨头在人身上是看不见的，但在其他动物如狗身上就可以看见，为何呢？这块骨头在人体解剖学上没有发现它的存在，但事实上它藏在足少阳经筋中。当足大拇趾踩地，一只手放在足外踝处，上下活动脚踝，可以在运动中触摸到它的活动，随经筋上下而移动。

足少阳脉分布于身体的侧面，对身体形成一个完整的包围，在身体起到由外到里枢转气机的作用。气由里出表，如果表层不能守持固护身体之气，气会越皮肤漏泄而出或者化汗越皮肤而去，而足少阳脉可以在身体最外层起到强围身体之作用。身体之表，靠气强围着，气才不容易漏泄。少阳为一阳，一阳为游部，在身体内游行全身，维护身体各脏腑各处的联系。身体脏腑间、皮肉筋骨脉之间有留空缝隙，这些缝隙需要火来撑开气的空间，有空间才能形成经脉之道，经脉是气行之道，气的运行流通形成经脉。火能让这些空间的水津液化成气，气流通联系脏腑四肢百骸。《内经》曰："凡十一脏皆取决于胆。"

胆火游行周流全身，对身体起到强围作用，五脏为阴，藏精气化气升腾而出表，表层有气挡固出表之里气，体内之气才不会漏泄。体内之气不漏泄，经脉才不会陷下陷窍，周身之气才能正常地循行流通。周身气足，足少阳脉才能入骨行化，化气挤压骨髓化气蒸腾而出。骨受少阳挤压，骨与骨之间连接对位逐渐规整，气满会逐渐调正骨位，骨头起到支撑身体的框架作用。骨正，气血才能正常地循行流通；骨不正，血脉瘀堵，气血容易滞留局部而引发局部肿胀疼痛。通过胆的强围，身体才能气满，气满自然会挤压骨头，松解经筋，调正骨位，骨头会自己回到本该处的位置，恢复骨正筋柔之态。如身体有骨错位、筋出槽之人，通过正胆脉正骨，通过提供适合的饮食水谷不断给身体充气，不失为最佳的正骨方法。《内经》曰："足少阳脉主骨所生病；胆者，中正之官，决断出焉。"断，即相互联系的五脏六腑不联系了，这进一步说明其间的窍道缝隙堵塞了，导致信息信号感应系统不能运作。通过胆火的游行周流，气可以串通空间的粘连，令五脏六腑的联系重新恢复正常。

胃肠道内之气，气清往上行，气浊往下降。气热往上行，入身内运化；气寒往下降，出身为屎；气热可以帮助腐熟水谷；气寒则胃胀，阻碍水谷的腐熟生成气，却可以令水谷之糟粕往肛门排出。胃肠内热气有余，则人胃口大，容易饥饿；寒气有余，则人不欲食，纳差。胆通过胆总管连接胃下肠上，受胃肠内逆上之火气而成，胃肠内上行之火气入于胆而成胆。胆者，水谷火气之精也，故胆为中精之府，若火，游走身体之间，令水可以化气而周流，令气可以散热消降气为水津液。

胆气损，百节皆纵。胆火行化异常，火游行体内不得归于胆腑，筋受热松弛而纵。筋在体内为肉之力，让人有力气，有筋的牵拉，肌肉才能收缩弛动；有筋的汇聚包裹关节，才有骨与骨之间的对接联动。筋在体内起到连接作用，使身体更紧凑地连接在一起。筋受热于胆火而松弛，骨髓受热化气而升腾，体内火之气有形有余，身体有形之连接松解散开，无形之节不能守持而汗出，《内经》称之为解㑊。

胆为身体的六腑之一，受气于天之周循，亦为身体的奇恒之腑，受气于地水升腾化气而成。胆为空腔，藏纳胆汁。胆汁受气于天而成，可归属于六腑范畴，受气于地而成，可归属于奇恒之腑范畴。胆为中精之腑，分泌胆汁入胃肠，化火周流于身，助力腐熟水谷化为精气而出胃肠。胆者，火之府也。

◎肝足厥阴之脉

《灵枢·经脉》："肝足厥阴之脉，起于大指丛毛之际，上循足跗上廉，去内踝一寸，上踝八寸，交出太阴之后，上腘内廉，循股阴，入毛中，环阴器，抵小腹，夹胃，属肝络胆，上贯膈，布胁肋，循喉咙之后，上入颃颡，连目系，上出额，与督脉会于巅；其支者，从目系下颊里，环唇内；其支者，复从肝别贯膈，上注肺。"

《灵枢·营气》："下行至跗上，复从跗注大指间，合足厥阴，上行至肝，从肝上注肺，上循喉咙，入颃颡之窍，究于畜门。其支别者，上额循巅下项中，循脊入骶，是督脉也；络阴器，上过毛中，入脐中，上循腹里，入缺盆，下注肺中，复出太阴。此营气之所行也，逆顺之常也。"

肝的功能之一就是使水加速变为气，穿透身体之空而流通循行。肝居于腹腔膈下，为腹腔最高之脏，是腹腔升腾之浊而清之气所生成。肝脏出腹腔浊而清之精气，输出精气生成人周身之筋与指甲。故此，筋、指甲的生成与肝关系密切。肝脏气满，则筋膜松紧有度，指甲容易长长。

肝主藏血，血舍魂，中焦受气取汁，泌汁如露，通过脾输出至心而为脉中之营气、营血，血流通循行至肝而藏。后世医家说，男子以肾为用，女子以肝为用，女子要多补血，但很多女子补血却补出了一身的问题，这是为何呢？女子成年后每个月都会来月经，月经中血之流量并不少，却每个月都能来，这说明女子的生血能力强，不需要继续增强造血能力，只需要补气固住血即可。男子气多，平时干苦力有力气。女子血多，可以每个月来月经，这就是人的身体的常态。因此女子以补气为主，男子以补血为主，否则，就会使气多之男子气更多而血更少，血多之女子血更多而气不足、气不够。女子血多，当然就容易瘀堵而形成结节肌瘤。

肝脏与足厥阴脉相连，足厥阴脉主肝所生病。足厥阴脉由足走腹胸，起于足大趾三毛之端，向上经过足背离内踝 1 寸的之处，上内踝上 8 寸，交出足太阴脉行于足太阴脉之后（相当于三阴交区域），向上入腘内侧边缘，经过大腿内侧中间，进入阴毛中，环绕生殖器，抵达小腹（脐下至横骨间），夹着胃进入肝，属于肝络于胆，向上穿过膈肌，布散胁肋里，经过喉咙之后，进入头腔中的空隙，连接眼睛的脉系，向上出于前额，与督脉交会于巅顶。分支，从眼睛的脉系，向下走颧骨下方颜面外侧区域，环绕嘴唇内；另一分支，从肝别出一脉，穿过膈肌，上注于肺中。

厥阴，两阴交尽，谓之厥阴；一阴至绝作朔晦，却具合以正其理。阴之厥，阴之末端，五脏六腑的末端，皮肉筋骨脉的末端，身体的末端，到了身体的末端就回来谓之厥。厥，边缘、边界、界限之意。如河的两岸是河的边缘，公路的两端是公路的边缘。无边缘，河没有岸堤的强围，河就不叫河，叫一片水；路没有路边的强围，路不叫路，叫一片土地。

皮有皮的边缘，肉有肉的边缘，筋有筋的边缘，脉有脉的边缘，骨有骨的边缘，五脏有五脏的边缘，六腑有六腑的边缘。如果皮没有皮的边缘，皮无限生长，就会出现硬皮病等疾病。如果脉没有脉的边缘，脉无限生长，就会出现如蜘蛛痣、血管瘤等疾病。如果肉没有肉的边缘，肉无限生长，就会出现如糖尿病、足烂脚、肌瘤等疾病。

如果筋没有筋的边缘，筋无限生长，就会出现如鸡眼、皮下硬结等疾病。如果骨没有骨的边缘，骨无限生长，就会出现如致密性骨化病、骨瘤、骨癌等疾病。

同理，如果肝没有肝的边缘，肝无限生长，就会出现如肝癌等疾病。如果肺没有肺的边缘，肺无限生长，就会出现如肺癌等疾病。如果心没有心的边缘，心无限生长，就会出现如心肌肥大、心脏增大等疾病。如果肾没有肾的边缘，肾无限生长，就会出现如肾癌等疾病。如果脾没有脾的边缘，脾无限生长，就会出现如胰腺癌、脾肿大等疾病。如果胃没有胃的边界，胃无限生长，就会出现如胃息肉、胃癌、胃大间质瘤等疾病。如果小肠没有小肠的边界，小肠无限生长，就会出现如小肠息肉、小肠癌等疾病。如果大肠没有大肠的边界，大肠无限生长，就会出现如大肠息肉、大肠癌等疾病。如果胆没有胆的边界，胆无限生长，就会出现如胆息肉、胆囊癌等疾病。如果膀胱没有膀胱的边界，膀胱无限生长，如膀胱息肉、膀胱憩室、膀胱癌等疾病。

两精相搏，两气相搏，阴阳互搏，表里相搏，内外相搏。阴者，藏精而起亟也。精者，胃肠道腐熟转化水谷而生，身体源源不断降下之水发酵后化气而生。精具备阴搏而输出的能力，是为五脏藏精输气之用。阳者，卫外而为固也。阳者在外，阳搏而挡固入里，身内源源不断输出之精气，聚集成云化湿雨而下归。一阴一阳，阴阳相搏，一内一外，两气相搏。搏而有边，搏而有界。两神相搏，搏而成形，边界清晰。边界定，才能生出人的不同的组织器官，才能生出人体的皮肉筋骨脉。

厥阴的作用是辅助输出体内营气、阴气、精气而生成人体的五脏六腑、皮肉筋骨脉。在生成有形之皮肉筋骨脉的同时，不会让皮肉筋骨脉失去边界而过度生长，至绝而作晦朔。好像月亮一样，在农历二九、三十、初一，月亮变缺或者消失而晦暗；农历十五，月亮变圆而明亮，月亮有月亮的循环往复。肝的作用也是如此，掌管着输出之营气至末端，至末端之后循环回流，生生不息。肝主阴气的末端，肝主协调制衡身体内在各种气的运化，肝主阖阴气之末端的维护，让气可以至边界至极而止，故取名厥。肝对身体皮肉筋骨脉的生成进行制衡，对皮肉筋骨脉各部分末端的进行制衡，对天气、饮食、情绪等作出身体内在自然调整的机制进行制衡。《内经》曰："肝者，将军之官，谋虑出焉。"肝主管发号施令，外在各种刺激身体的现象，身体都是通过肝去发号施令去应对调整的。有感而有触，有应而有对，肝也。

身体不同的有形组织器官之间有边界，五脏才不会粘连周围的皮肉筋骨脉，皮肉筋骨脉之间也才不会相互粘连。边界（边缘），体内之缝隙孔窍也。边界与边界之间，就是经脉的气行之道，是气流行循环往复、周流不息的地方。有空间才能纳气，有气才能撑开空间，形成经脉之道。这就是为什么有一部分经常健身的人，在不健身的时候，其身体容易发酸，筋骨容易发紧产生不适。在健身过程中，身体肌肉变大，皮肉筋骨脉的空间变小，气行的空间变小，容纳气的空间变小，经脉之道塌陷，皮肉筋骨脉互相挤压粘连，产生炎症。只有继续健身，通过身体的肢体运动加速体内气血的流通，暂时疏通拥挤的通路，暂时得到舒服感，但从长远来看，总体上是不利于身体的健康的，这种所谓的健身也不可能得到真正健康的身体的。长跑运动员也是如此，跑步后体内津液水大量流失，体内津液水不足，皮肉筋骨脉容易发硬、发紧、变脆，导致身体气行空间不足，皮肉筋骨脉出现粘连，粘连又导致空间纳气减少，恶性循环。所以长期长跑的人，如果有一段时间突然不跑了，其身体就会有发紧、发酸、浑身不舒服的感觉，只有通过继续跑步，加速气血的流通，暂时疏通体内堵塞的通道，但即便如此，其身体也只是得到暂时的舒适而已。有人看到这里或许会说，自己没有任何不舒服，目前好好的，健康的标准我们在前面论述过，做一下膏肓检测法以及四肢查体法就知道。

肝，受腹腔往上升腾之浊而清之气而成，居于膈下腹腔最上，若风，鼓风、鼓气行化布散身体的上下左右，由里出表行化身体之阴，主阖体内阴气之末端，让身体之气不会从内漏泻，起到兜底的作用。胆，受胃肠运化水谷之火气逆上而生成，居于膈下肝的夹缝中，若火，游行身体之内，在身体最外圈强围挡固身体之气不往外漏泄。一内一外，一表一里，相搏而行气，维持身体里外之平衡。肝守藏水谷精气，输送精气生成身体之筋。筋受体内浊而清之气，居于肉里骨外，连接骨肉，指挥协调身体的动作起收。筋者藏令，令者，知约知束，混束为一而令身体平衡。肝、胆、筋气相合，内输外挡守持身体之气，制衡身体之空，故肝与胆相表里，肝主筋。肝气有余，体内气散至皮肤外，身体温度降低，筋寒而筋挛。肝气不足，皮肤守持身体内气，身体温度升高，筋热而筋纵。

十二经脉总结

十二经脉至此已经陈述完毕，经脉是人体内无形之气的运行之道，是有形之人活着的基础。在尸体里是找不到经脉的，因为彼时已脉消经断，人体内流通的那口气解散重新回到了宇宙自然间。经脉只在活着的人身上才能体现，活人因气的流通而于体内产生了经脉，经脉才是人养生保健的基础。所以如果不明白经脉之道，不明白无形之气在身体的运作原理，却幻想能调好身体，那是不太可能的事情。在现代社会，无形的经脉只停留在一些人的口头，如你经脉不通，所以会有肩膀痛、关节炎等，实际上经脉到底是什么，经脉里面藏了什么，这些人根本就不明白。经脉是我们的先人在医学上给我们留下的宝贵财富，它能判断人的生与死，能让人明白何种病何种缘由。经脉是学医之人应该熟练掌握应用的基础知识。不明白经脉的内涵，中医的根就会丢失，学医之人面对纷繁复杂的病症就会莫衷一是。经脉是传统中医智慧的结晶，不可不通也。

经脉连接了五脏六腑与身体肢节、五官九窍，使身体作为一个整体生命而生化运行。经脉所连接的五脏与六腑，本身也是身体的十二个主要职能部门，互相协同合作，维持人体生化日常的平衡，为十二官相使也。上古之人，视经脉为重中之重，费尽心机制其度量，内次五脏，外别六腑，论理人形，合于阴阳五行四时，想尽办法创出经脉之道，耗时耗力留下关于经脉的文字，流传给后人，我们没有理由不珍惜这份遗产。

最后，我们对十二经脉进行一下总结。无形之气道在人体内运作，形成十二经脉，首尾交接，循环往复，周流不息。《灵枢·营气》："故气从太阴出，注手阳明，上行至面，注足阳明，下行至跗上，注大指间，与太阴合；上行抵髀，从脾注心中；循手少阴出腋下臂，注小指，合手太阳；上行乘腋出䐴内，注目内眦，上巅下项，合足太阳；循脊下尻，下行注小指之端，循足心，注足少阴；上行注肾，从肾注心，外散于胸中；循心主脉出腋下臂，出两筋之间，入掌中，出中指之端，还注小指次指之端，合手少阳；上行注膻中，散于三焦，从三焦注胆，出胁，注足少阳；下行至跗上，复从跗注大指间，合足厥阴，上行至肝，从肝上注肺，上循喉咙，入颃颡之窍，究于畜门。其支别者，上额循巅下项中，循脊入骶，是督脉也，络阴器，上过毛中，入脐中，上循腹里，入缺盆，下注肺中，复出太阴。此营气之所行也，逆顺之常也。"

胃肠胆受纳腐熟水谷，挤压泌汁化气出胃肠外进入腹腔，气从腹腔进入胸腔，守藏于肺，气循行手太阴脉从胸腔出腋至手大拇指，从手腕后分出气道交接于手部食指，进入手阳明脉，从手走头，循手背上肢上行至面部鼻翼外侧注入足阳明脉，手足阳明一气贯通，足阳明脉气从头走足，下行至足背，从足背分支注入足大趾间，合入足太阴脉。足太阴脉从足走胸，向上抵达胸腔注入心中。

气从心中随手少阴脉道从胸走手，出腋进入上肢内侧后缘，上腕进入手小指，合入手太阳。手太阳脉，从手走头，上行上肢外侧后缘，至头面部颧骨鼻翼外侧，注入目内眦，合入足太阳脉，手足太阳一气贯通，从头走足，上巅顶下脖子之后，经过脊柱下臀部，下行注入足小趾之尖端，斜行足心，注入足少阴脉。从足走胸，随脉上行注入肾内，从肾内上行进入胸腔注入心外心包，散于胸中。

心包与手心主脉相连，随手心主脉从胸走手，出腋行于上肢内侧中间，出前臂两筋之间，上腕入掌中，出中指之端，从掌发出分支进入手小指无名指之端，合入手少阳脉，从手走头，上行注入胸腔之空，散于腹腔之空，从腹腔三焦注入胆，胆随足少阳脉，手足少阳一气贯通，从头走足，下行至足背，从足背发出分支注入足大趾间，合入足厥阴脉，从足走胸，上行至肝内，从肝上注肺外，上经过喉咙，进入头腔中窍道，连接蝶骨筛骨附近脉。分支向上进入额头，经过巅顶，与督脉相连，向下经过脖子后面，经过脊柱进入骶骨中，络于阴器，向上经过阴毛，进入脐内，上行腹腔之里，进入胸腔缺盆，下注入肺中。肺再通过手太阴脉开始循环。这是人体无形经脉之道的循行路线，营气、卫气随经脉之道布散身体上下左右，濡养灌溉周身，循环往复，周流不息，一气呵成。

奇经八脉

除了十二经脉之道，人体还有居于中间中轴的任、督、冲、带脉以及连接表里阴阳的跷脉，作为补充人体无形气行之路线。

◎任脉

《素问·骨空论》："任脉者，起于中极之下，以上毛际，循腹里上关元，至咽喉，上颐循面入目。"

《灵枢·五音五味》："冲脉、任脉皆起于胞中，上循背里，为经络之海，其浮而外者，循腹右上行，会于咽喉，别而络唇口。"

任物者谓之心，任是自主协调人体神明之运作对万事万物做出感应。任脉与女子胞（子宫）相连接，子宫是婴儿生存和生长之地，是婴儿之神与母体之神连接运作之处。任脉，起于横骨附近女子胞，上行阴毛，经过腹背之里，经过关元处（关元是人体元气、本气产生之处），上行经过咽喉，其脉浅表浮而外者，循腹腔右侧上行，交会于咽喉，向上经过下巴、颜面进入眼睛之空框内。分支别而络于唇口。肝经脉在巅上连接督脉，下行至肛门，连接任脉上行出喉咙，

120

再下肺脉。前面提到过，肝主管发号施令，外在各种刺激身体的现象，身体都是通过肝去发号施令去应对调整的。任脉的协调功能源于任脉与肝脉的连接。此外，任脉为络脉之海，居于腹里，可辅助聚水为精化气而升腾。气从腹腔进入胸腔、头腔，由阴出阳，由下而上，气至头而化雨湿而降下，形成一个循环，这与肾聚水为精化气升腾之作用同。任脉主阴气之输出。任脉堵塞后，阴气不能输出往上、往外，积聚于下，女子容易出现子宫功能性出血、子宫肌瘤、腺肌症等不适。男子容易出现前列腺增生肥大、疝气等不适。

◎冲脉

《灵枢·逆顺肥瘦》："夫冲脉者，五脏六腑之海也，五脏六腑皆禀焉。其上者，出于颃颡，渗诸阳，灌诸精；其下者，注少阴之大络，出于气街，循阴股内廉，入腘中，伏行骭骨内，下至内踝之后属而别；其下者，并于少阴之经，渗三阴；其前者，伏行出跗属，下循跗，入大指间，渗诸络而温肌肉。"

《灵枢·动输》："冲脉者，十二经之海也，与少阴之大络，起于肾下，出于气街，循阴股内廉，斜入腘中，循胫骨内廉，并少阴之经，下入内踝之后，入足下；其别者，邪入踝，出属附上，入大指之间，注诸络，以温足胫。此脉之常动者也。"

《素问·骨空论》："冲脉者，起于气街，并少阴之经，夹脐上行，至胸中而散。"

《素问·痿论》："冲脉者，经脉之海也，主渗灌溪谷，与阳明合于宗筋，阴阳总宗筋之会，会于气街，而阳明为之长，皆属于带脉，而络于督脉。"

《灵枢·海论》："冲脉者，为十二经之海，其腧上在于大杼，下出于巨虚之上下廉。"

冲脉与少阴脉关系密切，冲，上冲，太冲，冲气。冲脉为常动之脉。身体里常动之脉有太阴脉、冲脉、胃脉，能量皆来源于胃，胃为气血生化之源。十二经脉、奇经八脉有常动、不常动脉。不常动脉开始动，常动脉动的幅度、频率异常，这些都是有邪气入侵人体经脉、引起人体经脉之道异常的表现。如自然界之河流，平素水面平静安宁，在刮风下雨时，水面就会变得波涛汹涌，奔腾冲流，这就是不动而动。经脉异动就会使气血不能正常地进行分化生化，进而产生逆流、外溢或外散现象。通过用针，开泄邪气，令邪气出，经脉恢复常态后气血就能正常流通了。

冲脉为五脏六腑之海，十二经之海。冲为血海，藏纳营气营血的地方，作为人体营阴的储备水库。与少阴肾脉相似，聚水、聚阴化气而上，冲腾飞于腹腔、胸腔、头腔，下达于足底、足背、足大趾、胃脉等。冲脉与胃脉、肾脉交汇于气街，从这里上胸下足。胃中气血输布全身有余，则储存于冲脉。胃为水谷之海，冲脉为血海。身体之气血不充足，冲脉储存的能量就会释放出来，通过胃脉出阳，通过肾脉行阴，渗透濡养灌溉五脏六腑、肉与肉之间的大小缝隙。冲脉在腹腔腰间，属于身体带脉部分，与身体带脉汇合，络于督脉。

冲脉分两条线路，上行起于肾下，足少阴脉之大络，出于气街（腹股沟动脉）附近，与足少阴脉一同，夹脐上行，至胸腔而散，经过颈出于面部的内空位置。下行出于气街附近，与大腿内侧足少阴脉伴行，经过大腿内侧后缘，斜行进入腘窝中，经过胫骨后深处，出于上巨虚、下巨虚附近，直着继续向下行于足内踝之后，分支向前，从踝关节深处，出于足背，向下进入足大趾间，与诸络相连。分支向前，从踝关节深处，向下进入足大趾间，与诸络相连。直者向下，进入足底。冲脉至足底，为太冲之地，气从足底循冲脉上冲腹胸头。人气起于足底，人行走压逼挤压肾脉、冲脉、肝脉、令气从足生，与胃产生水谷之精气一起行化周身。

冲脉生病，逆气里急，可以在脐周围摸到脉动，脉搏异常有力跳动，《伤寒论》称之为奔豚气，像有一头猪在往上奔跑一样，有一股气上冲咽喉，见于气急咳喘。冲脉堵塞，致冲脉不能正常布气分化至胸腔、头腔、逆回腹腔。

◎督脉

《素问·骨空论》："督脉者，起于少腹以下骨中央，女子入系廷孔，其孔，溺孔之端也。其络循阴器合篡间，绕篡后，别绕臀，至少阴与巨阳中络者，合少阴上股内后廉，贯脊属肾，与太阳起于目内眦，上额交巅上，入络脑，还出别下项，循肩髆内，夹脊抵腰中，入循膂，络肾；其男子循茎下至篡，与女子等；其少腹直上者，贯脐中央，上贯心，入喉，上颐环唇，上系两目之下中央。"

督脉，起于小腹以下，耻骨中央，女人的督脉由此系于阴道口，男人的督脉外络于阴茎。之后环绕肛门一圈，别出脉环绕臀部，合入肾与膀胱之间的大络，随足少阴脉一起穿过脊柱，属于肾。督脉在少腹与任脉相连，任脉在腹前向上行化身体。

督脉，在上与足太阳脉同，起于目内眦，上额头交于巅顶，进入脑络于脑，从脑出向下经过项，向下行于肩关节内侧，夹着脊柱两侧向下抵达腰，进入脊柱两侧肉凹下去地方，络于肾。督脉为阳脉，任脉为阴脉，一前一后，一阴一阳，一升一降，形成身体中柱的大循环，也是民间所言的小周天，打通小周天，就是打通任督二脉，让体内中道之路通畅。

督脉与足太阳脉、足少阴脉关系密切，任脉、足少阴脉行化体内阴气上至督脉，督脉受气化为液，液由外至内，由上至下穿梭流通渗渍于脊柱的皮肉筋骨脉孔窍缝隙间，生成濡养脊柱的皮肉筋骨脉。部分液向里渗透归于膀胱，由膀胱化气变尿排出体内。督脉，连接肾，可以聚水化气膨胀扩张出于阴茎或子宫、尿道、阴道口，令阴茎可以挺起，阴道充气、充血。督脉与人体生殖、性功能关系密切，也与人体阳气是否充足关系密切。

督脉行化液，液行化失常，液不能濡养背部肌肉筋骨等，人容易出现脊柱僵硬，角弓反张，类似于西医说的强直性脊柱炎、癫痫病等。液不能挡固气，不能聚气守身于内，皮下挡固气少或气漏泄体外，人容易怕冷、怕风，身体不容易暖和，男人阳痿早泄，女人不孕不育等。督脉液行化失常，容易出现小便淋漓不尽、尿涩滴沥难出、痔疮、遗尿、咽干等不适。督脉消降人体之气，气不能正常消降，化气为液，则会出现气从少腹上冲至心而引发心痛、大小便不能自控等问题。

◎带脉

《灵枢·经别》："足少阴之正，至腘中，别走太阳而合，上至肾，当十四椎，出属带脉。"《素问·痿论》："冲脉者，经脉之海也，主渗灌溪谷，与阳明合于宗筋，阴阳总宗筋之会，会于气街，而阳明为之长，皆属于带脉，而络于督脉。"

带脉，与足少阴脉关系密切，足少阴脉，到腘窝中间，分支别走合入足太阳脉，上至肾，位于第二腰椎附近，往腰两侧分布，像带子一样包着腰的两侧。带脉是人体腰部一条横向的经脉。此经脉作用与足少阴脉同，行化身体的阴气往上、往外走。脐以下为地，脐以上为天，腰为地，为水积聚的地方，带脉围腰，目的是加强聚水为精化气升腾之能力，令身体下流于地部之营阴，皆易化气而升腾。宗筋，需要气的输布张弛才能弛张有度，带脉一圈，行化身体阴气，输出支撑宗筋，令宗筋可以松紧有度。带脉行化失常，人容易出现腰冷、肥胖等问题。

◎跷脉

《灵枢·脉度》："黄帝曰：跷脉安起安止，何气荣也？岐伯答曰：跷脉者，少阴之别，起于然骨之后。上内踝之上，直上循阴股入阴，上循胸里入缺盆，上出人迎之前，入颃属目内眦，合于太阳、阳跷而上行……黄帝曰：跷脉有阴阳，何脉当其数？岐伯答曰：男子数其阳，女子数其阴，当数者为经，其不当数者为络也。"

《灵枢·寒热病》："阴跷、阳跷，阴阳相交，阳入阴，阴出阳，交于目锐眦，阳气盛则瞋目，阴气盛则瞑目。"《灵枢·脉度》："跷脉从足至目，七尺五寸，二七一丈四尺，二五一尺，合一丈五尺。"

跷有桥的意思，这个桥在足部，连接阴与阳的桥梁。阴跷脉，足少阴脉的别脉，起于第一跖骨之后，向上行于内踝之后，直上行于大腿内侧后边入阴，进入腹腔，上膈进入胸腔，上入缺盆，向上行于大迎脉前面，经过颧骨，属目内眦，合于足太阳脉。阴跷从内踝后上行至目内眦而出阳。阳跷脉，起于从足太阳脉目内眦，上头下至足外踝后入阴。

人体跷脉，男以阳跷通身，女以阴跷通身。男阳跷脉为经脉之用，阴跷脉为络脉。女阴跷脉为经脉之用，阳跷脉为络脉。男阴跷络脉为禁脉，女阳跷络脉为禁脉。禁，是禁止碰触之脉。

男阳跷脉为经脉，气可由阳跷脉入阴，消降身体多余阳气为津液水入阴而存，这与男性生理以八为用，八为生发之数，以水化气生发为用这个客观存在相匹配，男性水化气之力强过女性，身体相对有余于气而不足于水，身体机制设置阳跷脉，辅助阳气入阴而藏。也因此男性不可以去碰触内踝，阴跷脉为阴气出阳的出口，调通内踝，水化气之力大幅增强，体内有余于气不足于水而失衡。

同理，女性阴跷脉为经脉，气可由阴跷脉出阳，生发身体多余之水化为气上腾而用。女性生理以七为用，七为收敛消降之数，以气化水消降收敛为用，女性有余于血不足于气，身体机制设置阴跷脉，辅助阴气出阳而生发。因此女性不可以碰触外踝，阳跷脉为阳气入阴的入口，调通外踝，气化水之力大幅增强，体内有余于血不足于气而失衡。

跷脉，根据男女阴阳匹配阳跷脉或阴跷脉，巧妙保护着自然造物之生命，阳跷脉类似于足太阳脉的作用，以消降气化水为用，阴跷脉类似于足少阴脉，以升腾水化气为用。阳跷脉，阴跷脉出问题，容易引发不同的疾病。阳跷脉行化失常则阳盛，阳盛则阳不能入阴，有双目大撑、眼球突出、睡觉时露睛等不适症状。阴跷脉行化失常则阴盛，阴盛则阴不能出阳，有双目不容易撑开、喜欢闭眼休息、人疲劳乏力嗜睡、身体沉重笨重等不适症状。

任脉、督脉、冲脉、带脉、跷脉为十二经脉作用的延伸，也是气在身体内运行形成的通道，因其所在身体位置为中轴或其有特殊作用，而被单独列出来剖析。督脉、任脉阴阳相搏；阴跷脉、阳跷脉阴阳相搏；冲脉由足底至头，由头至足底，上冲下达；带脉环绕腰一圈，行化加强藏精而起亟之力。奇经八脉辅助十二经脉运行，对人体进行协调和平衡。

身体无形之运作汇总

◎十二经脉与五脏六腑

我们认识、分析、解读人体，除了认识人体的有形的组织部分，也要解读其无形的部分，才能清晰地定义人体的不同状态。有形之物皆由无形之象化生，在有形之物化生之前，引导无形之象行化的方向、路径、线路，才能生化出健康的有形之物，这也是老子想陈述的大音希声、大象无形、有生于无的真实含义。现代医学在人体有形组织部分做了大量研究，整个医学外科学体系，都是建立在有形的解剖研究的基础上的，如人体解剖、局部解剖、断层解剖，分解人体的不同组织器官，从不同层面进行研究，虽然可以清晰地对有形之物质进行定位，但是也只能针对有形的组织进行切割处理。如身体长了结节、肌瘤、囊肿，这已经是形成了有形的器质性疾病，针对有形的组织器官，进行切除，只是去除了这个引发身体不适的结果，并没有去除生成肌瘤、结节、囊肿的病因，并没有纠正身体中无形之象生化有形之肌瘤、结节、囊肿的错误路径。所以这种切除并不能解决身体继续长结节、肌瘤、囊肿的根本原因，很多人还会再次复发，肌瘤、结节、囊肿像雨后春笋一样，切也切不完，割也割不尽。而且，在手术过程中，需要对人体开孔，人体的元气会从这些大孔中漏泄。这时的身体就好像一个漏气的皮球，气陷崩塌，里面无形之经脉气行之道也紧跟着下陷崩塌，无形之气血瘀堵在局部，身体疾病反而更加厉害，形成恶性循环。所以很多人在手术后有元气大伤的感觉，都会找一些中医进行调理，以恢复身体无形气血的正常流通状态。

无形之十二经脉在身体的运作状态，我们在前面已经论述。十二经脉的生成、运作、位置、发挥的作用，决定了人体能否持续且正常地运作。身体就好像机器，机器里有电线，电线线路故障，机器就没办法正常工作。人体经脉也是如此，经脉不能正常运行，身体就没办法正常工作。十二经脉行化过程，《内经》称之为六律建阴阳诸经。身体是纳气的容器，有气在身体里才可以生身，维持身体的运作，无气在身体则体衰、形衰。身体所纳之气决定人体的精神状态、精力状态、运动状态、体态、容貌、色泽、舒适度，以及不同部位生成的形体等。

要明白经脉运行与身体的关系，就要明白经脉对于身体的作用，明白经脉在身体运作会形成什么物质。回到身体重新理解身体无形之气的运作、生化状态，生成身体有形之器、有形之物。身体犹如小宇宙，人的节律运作与宇宙自然节律运作相一致。宇宙在未分化以前，处于混沌无物状态，天地未分，无阴无阳，无清无浊，无刚无柔。之后出现元气开始流动，循环往复，周流不息，分出天地、上下、表里、内外、清浊、刚柔，三气和合而成形，生成了宇宙自然的万事万物。人体也是如此，一开始什么都没有，因受精卵中无形的元气开始运作，循环往复，周流不息，开始分化上下、表里、内外人体之组织。

我们也可以通过分解一棵树来理解人的身体。树根在地下面，叫地部；树干在树的中部，叫人部；树叶果实在树的上部，叫天部。树是立体的，有气充满树的整个枝体根茎，树才能立起来。人身也是立体的，有气充满身体，人才能立起来。人身体先分阴阳、分天地、分清浊、分刚柔，分部分去讨论气去了哪里，生化了哪些形，发挥了何种作用，才能深入理解人体进而剖析人体。人身体分为三部，天部、人部、地部。在外在上为天部，在里在内为地部，里外交流内外交汇形成人部。

因此分析一个人要先把人体分出上下天地，才可以深入理解人气运作，从而细分气道。天地未分，就没办法说气象，没办法理解呼吸行气制衡，上下相搏若一，表里相搏若一，内外相搏若一，无所谓细化气的运行通道。树在天地不分时，很容易把树叶当成了地部，把树根当成天部，出现天地本末倒置。人在天地不分时，很容易把头的作用理解为臀部的作用，把下肢的作用理解为上肢的作用，这样也没办法理解人体的气行。理解人体，先把人形理解透彻，再化为无形之气、无形之精去观察它、审视它，无形的经脉路线便会慢慢浮现于脑海中，逐渐清晰可见。

我们以成年人为例，人体上方有头、颈项、胸背、上肢，下方有腹、腰、臀部、下肢。上方有七窍，下方有两窍（前后二阴）。以膈为分界点，分出了在上的阳，膈以上部位，为天；在下的阴，膈以下部位，为地。在上的头主头内气的调度，协调和顺才能使七窍正常发挥作用，脑髓才能得以濡养平衡。胸腔，主胸膺气的调度，协调和顺才能使心肺正常发挥作用，上肢气才能正常输布。腹腔主腹腔之气的调度，协调和顺才能使腹腔肝、脾、肾正常发挥作用，下肢气才能正常输布。头上七窍调节气化水，腹下二窍调节水化气。

宇宙也是如此，分出天地，地以上为天，为阳，为气；地以下为地，为阴，为水。《清静经》："夫道者，有清有浊，有动有静；天清地浊，天动地静。男清女浊，男动女静。降本流末，而生万物。清者浊之源，动者静之基。"陈述太初，元气始萌，分化天地、阴阳、清浊、刚柔之后形成太始形气之始的天地定位态。人体也是如此，身体因清浊而分出了上下、表里、内外。

天地之间，充斥无形之气，地以上为天，为阳，受天降下之雨湿化气升腾而成，至清之气上腾于天。在天上聚气为云，聚云化湿雨而下归于地，至浊之气下归于地。至清之气上行于天，至浊之气下行于地，撑开天地，形成天地定位。因天地定位而分出上下，上者，所藏之气周流不息，六六而环回，随时节变动而变动，或阴或阳，或寒或热，或刚或柔，有规律、有节奏地生化自然万物。下者，收受天流行节律之气而生化五方、九州、九野、九窍，载生万物生化之所，受水入地形成小溪、小河而流淌不息，归于大海。如此形成一个天地之间的水气大循环，地水受热化气而升腾，天气受寒化水重归于地，气在天地之间，循环往复，上下相召，周流不息。

至清之气，上腾于天，曰动，曰健行；至浊之气，下归于地，曰静，曰载物，曰厚德。气之清浊分出了天地、上下、阴阳、表里、内外。人体也是如此，从受精卵开始，受精卵内之气，气分清浊，因其气至清，而分化出身体之上、之外、之阳，因其气至浊，而分化出身体之下、之内、之阴，清而浊、浊而清之气斡旋于中，守持于中而生身。三气杂至，气合而成形、分形，受精卵不断裂变分化，形成人身的原因。身既成，身之上为清气，身之下为浊气，清浊之气斡旋于身之中。

人之头，受身之至清之气而成；人之上肢，受身之清而浊之气而成；人之臀部，受身之至浊之气而成；人之下肢，受身之至浊之气而成。人之胸腔受身之清气而成；人之腹腔，受身之浊气而成。胸腔，腹腔以膈为界，因气之清浊形成膈以上的胸腔，膈以下的腹腔。膈以上胸气充足，上肢才能生长。膈以下腹气充足，下肢才能生长。膈以下还可以细分，以脐所在水平面为人体腹腔的分界点，脐以上为气多，脐以下为水多。脐上膈下为水气交接之处，如雾如露态。这样就可以理解人体之头、上肢、胸背是气的延伸；人体腰腹下肢，是水的延伸，浊气的延伸；人体脐以上，膈以下是水气交互之所，雾露蒙蒙。故人膈以上空间为藏气之所，膈以下空间为藏水之所，上下水气相召交互而周循不息。膈以下有肝、脾、肾，主水运化成精气而升腾。膈以上有心、肺、心包，主气运化为水而降下，下归膀胱。

　　因气清浊不同，身体分出在上为天，为阳；在下为地，为阴。头、胸、背、上肢为天，腹、腰、臀部、下肢为地。天有阴阳，地有阴阳，部位如何匹配阴阳，古人观察到手内侧皮肤相对光滑细腻白皙，手外皮肤相对粗糙黝黑，身体站直，双手自然下垂于躯干两侧，故手内侧配阴，手外侧配阳。人弯曲身体，可以往前下弯曲，不容易往后弯曲，胸前皮肤相对光滑细腻白皙，后背皮肤相对粗糙黝黑，故后背配阳、胸前配阴。

　　身体有五脏、心包、六腑。五脏为实，六腑为空。五脏、心包配六腑，可以出现六条线路，这六条线路叫六经，六条线路分阴气的输出三条线路，阳气的行化三条线路，就分出阴脉有三条，阳脉有三条，分别命名为太阴、少阴、厥阴、太阳、少阳、阳明，六条线路分天地上下手足，就出来手六条线路，足六条线路，共十二条线路，叫十二经脉。在上为阳，气在阳空间有三种功能态，故分为太阳、阳明、少阳；在下为阴，气在阴空间有三种功能态，故分为太阴、少阴、厥阴。这样六条线路陈述的是气的不同状态，气有开、阖、枢转行化的作用。枢转有些人理解不了，我们可以去看门轴，以前的门轴可以往外转，也可以往内转，叫枢转。配上阴阳，就出来阴气开、阖、枢转行化的作用；阳气开、阖、枢转的作用。

这样就出来了手有三阴，足有三阴，手有三阳，足有三阳。手内侧配手三阴，手外侧配手三阳，足内侧配足三阴，足外侧配足三阳。胸腹腔之里配阴为主，后背腰、胸腹之表皮肉筋骨脉配阳为主。手太阴、手少阴、手厥阴从胸走手，水化气而出也；手阳明、手少阳、手太阳从手走头，气化为水而回流也；足阳明、足少阳、足太阳，从头走足，气化水而下流也；足厥阴、足太阴、足少阴从足走腹胸之里，水化气而升腾也。

开、阖、枢如何配三阴三阳呢？阳之开始，太阳刚升起，叫太阳，太阳陈述的是气打开身体毛孔的作用，配开。太阳升上天空正中，布化阳光之气，此时阳气盛满，叫少阳，阳之盛也，陈述的是气在身体之外挡固围固身体之气，照耀温暖身体之内有形的组织，挤压深层之骨髓化气而出的作用，配枢。阳明，在身体之表浅层收阖身体之气回里，起到关闭身体浅表毛孔的作用，配阖。太阴，阴之开始，太阳下山月亮出来，阴气始萌，阴气由胃产生入身体内，开体内孔窍，令气由胃内出入体内叫开阴作用，同时将体内阴气由里输送至外的过程，配开。少阴，月亮出来之空中，阴气满盛，输布行化阴气的过程，气由体内输布至体表的过程，配枢。厥阴，在体内守持身体之阴气不往胃肠内漏泄，或往体外漏泄，同时令气至身体的末端，如皮肉筋骨脉末端而归之，配阖，守阖气的意思。

身体往前弯曲，胸腹孔窍关闭，配阖。此时后背孔窍被打开，配开。身体躯干两侧犹如门轴，身体旋转靠左右两侧的转力，自然配枢。有人会说，为何不能后背配阖，人没经过训练能往后面弯曲吗？这不是人体的自然之态，人体自然之态是可以往前下弯曲，此时气在后背是打开毛孔，气在胸腹是关闭毛孔，这是自然存在的现象。故阖的定位在胸腹，开的定位在后背腰，枢的定位在身体两侧。

因此足阳明脉居于身前，起到阖的作用；足少阳脉居于身侧，起到枢的作用；足太阳脉居于身背，起到开的作用。足太阴脉，居于身里，起到开的作用；足少阴脉居于身里，起到枢的作用；足厥阴脉居于身里，起到阖的作用。手厥阴脉居于上肢内侧中间，起到阖的作用；手少阴脉居于上肢内侧后方，起到枢的作用；手太阴脉居于上肢内侧前方，起到开的作用。手阳明脉居于上肢外侧前方，起到阖的作用；手少阳脉居于上肢外侧中间，起到枢的作用；手太阳脉居于上肢外侧后方，起到开的作用。

至于如何配手的五个手指，如何配脚的五个脚趾，前面讲经脉的时候有所论述，可以回去参看。大拇指、大脚趾，之所以大，为阴气输出成物所成，阴气足则形大，所以大拇指、大脚趾，配阴。小拇指、小脚趾，之所以小，为阳气挡固成物所成，阳气足则形小，所以小拇指、小脚趾，配阳。阴出于大指，阳出于小指。故太阴为开，阴气生物，配大指；太阳为开，阳气固物，配小指。阴气起于大指，终于小指；阳气起于小指，终于大指。阴阳相推，其气乃行，其形乃成。

至清之气在上，守持归脏生成了肺；清而浊之气在上，守持归脏生成了心；浊而清之气，守持归脏生成了肝；至浊之气，守持归脏生成了肾；清清浊浊，清而浊浊而清之气，守持归脏生成了脾。五脏所在的位置决定了五脏生成之气，也决定五脏输布行化之气，因气的清浊刚柔不同，也形成了五脏以及五脏不同的作用。

六腑，从口腔到胃，到胆、小肠、大肠、肛门都属于空腔之物，看似居于身体之里，其实都居于身体之表，从口腔到肛门都属于空腔，到肛门与人体皮肤相连，皮肤居表，张开嘴巴，张开肛门，实际从口到肛门是个空腔管道，可以与外界空气相通应，所以这些空腔管道容会因菌群失调或者感染细菌而得炎症。膀胱也是如此，尿道口、阴道口与外界相连，相当于膀胱至尿道口的皮肤与人体其他皮肤是相连的，因此膀胱也容易感染细菌而得炎症。胃、胆、小肠、大肠、膀胱都属于空腔，与外界相连，气容易穿梭其间，也因此六腑归为气，归为阳；而五脏归于阴，归于精。六腑属表而行气，五脏属里而藏水化气。

胃，与脾相对，居中，受身体清而浊浊而清之气而成；胆，与肝相对，肝胆相照，受身体浊而清之气而成；小肠，居于腹腔之上，与心相对，受身体清而浊之气而成；大肠，居于腹腔之下，与肺相对，受身体至清之气而成。膀胱，与肾相对，居于身体腹腔之下，受身体至浊之气而成。五脏属阴，为水，为精；六腑属阳，为空，为气。因五脏六腑位置不同，形态不同，空实不同，形成五脏六腑的清浊之气自然不同，五脏六腑之功能也不同。

这样理解人体，就知道人体是如何分出五脏六腑、十二经脉、九窍二阴的，再相对论述阴阳。人体背朝天，腹朝地，背为阳，腹为阴。故五脏居里，为阴；六腑属表，为阳。五脏六腑居里，为阴；皮肉筋骨脉居表，为阳。筋骨居里，为阴；皮脉肉在表，为阳。阴阳只是相对而论。肺，在膈以上，为阳中之阴。心，在膈以上，为阳中之阳。

肝，在膈以下腹腔最上，为阴中之阳。脾，在膈下居中，为阴中之至阴。肾，在腹腔，为阴中之少阴。

阴气、阳气有人不理解。阴阳是相对而言的部位区分。浅的部分为阳，深的部分为阴。表的部分为阳，里的部分为阴。上的部分为阳，下的部分为阴。外的部分为阳，内的部分为阴。阳，身体化气升腾聚气于上于外于表之处；阴，身体消降气，化气为水，聚水于里于下于内之处。表为阳，里为阴；外为阳，内为阴；上为阳，下为阴；五脏为阴，六腑为阳；身体里为阴，身体外为阳；躯干里为阴，躯干外为阳；躯干为阴，四肢为阳。

气的阴阳以部位而分，气在阴的部位则为阴气，气在阳的部位则为阳气，阴的部位为气存之所，阳的部位为水存之所。阴气为行于身体在里、在内、在下之气为阴气，阳气为行于身体在表、在外、在上之气为阳气。五脏在里，行阴气。六腑在表，行阳气。身体躯干里为里，行阴气，身体躯干外为表，行阳气。身体上肢下肢内侧为内，行阴气。身体上肢下肢外侧为外，行阳气。身体筋骨为里，行阴气。身体皮肉脉为表，行阳气。

阳以象天，与身体清气有关，阴以象地，与身体浊气有关，如此可以分出，心肺受清气而成，肝肾受浊气而成，脾受清浊之气而成。这样可以知道，无形之气生成五脏，与五脏的位置关系密切，五脏所在的位置决定其生成之气的清浊。六腑与身体皮肤相连，皮肤在表，五脏在身体皮肤里面，如此可知五脏居里，六腑居表，可以分出天气通乎六腑，六六为节，地气通乎五脏，五五为载，九九为野，五脏类地，载物之生成也。六腑类天，运化物为气而周流不息也。

五脏六腑何与身体枝节相联系，五脏从上至下为肺、心、脾、肝、肾。肺居身体最上，心居肺下脾上，脾居身体之中，肝居脾下肾上，肾居身体之下，均位于身体皮肉筋骨脉之里。身体枝节皮肉筋骨脉，从表至里，皮肤居身体至表，骨头居身体至里，肉居身体之中，脉居身体之表，穿梭于皮肉筋骨脉间，筋居骨外肉内，连接肉与骨，形成动作的基础，筋为肉之力，筋的松弛收缩，牵动肌肉骨骼的前后左右上下动作。

肺居身体至上，皮肤居身体至表，大肠居身体至下之表，因此肺与大肠相表里，肺主皮，同受身体至清之气而成。肾居身体之下之里，膀胱居身体至下之表，与肾相连，骨居身体枝节至里，故知肾与膀胱相表里，肾主骨生髓，同受身体至浊之气而成。肝居身体肾上脾下，胆在肝的夹缝中，与肝相连，筋居身体骨上肉下，故知肝与胆相表里，肝主筋。心居身体肺下脾上，小肠居于腹腔胃下大肠上，脉居于身体肉上皮肤间，故知心与小肠相表里，心主血脉。脾居身体心下肝上，居中，胃与脾相连接，居身体之中，肉居身体枝节之中，故知脾与胃相表里，脾主肉。

九窍居上，分为眼窍、耳窍、鼻窍、口腔、舌。舌为身体之大肉，舌淡红，其间穿梭很多毛细血管，中医说的孙脉，心主血脉，故心开窍于舌，心气通于舌，舌归心管。眼睛后连接着筋膜系带，肝主筋，故肝开窍于目，肝气通于目，眼窍归肝管。耳为软骨，肾主骨，肾开窍于耳，肾气通于耳，耳窍归肾管。呼吸成息，鼻通呼吸，呼吸之气入肺，肺开窍于鼻，肺气通于鼻，鼻窍归肺管。口腔都是肉，食物从口腔入胃，精气归于脾，脾主肉，脾开窍于口腔，脾气通于口腔，口腔归脾管。前后二阴，尿道、阴道、肛门在下，肛门与胃肠相连，为大肠在身体的最末端，与身体皮肤相连，为粪便排出之通道，是调节身体气多气少的通道，天寒则易便秘，易胀或暴泻，天热则易便溏。尿道与膀胱相连，为膀胱在身体的最末端，与身体皮肤相连，为尿排出之通道，是调节水留身多少的通道，天热则汗多尿少，天冷则汗少尿多。阴道与子宫相连，为子宫在身体的最末端，与身体皮肤相连，为月经排出之通道，具有生殖的功能。下面两窍，同居于下，归肾管，肾主前后二阴，这也是内经说肾者胃之关之理，肾主肛门，为胃把持食物糟粕的出口。

指甲，中医叫爪，爪为筋之延伸，肝主筋，肝主爪，肝气通于爪。肝气有余则指甲易长，肝气不足则指甲不易长。唇为肉之末端，脾主肉，脾主唇，脾气通于唇。脾气有余则唇淡红而润，脾气不足则唇发白。毛为皮肤之延伸，肺主皮肤，肺主毛，肺气通于毛。肺气有余则毛长而易长，肺气不足则毛短而纤细。发，肾主头发，藏精化气升腾上养于发，肾气通于发。肾气充足，则发多发黑易长，肾气不足则发少而黄纤细分叉难长。面，居人体之上，我们看一个人，看的就是一个人的脸。脸有没有光泽，归心管，心气通于面，心主藏神，神彰显的地方在面部。心气足，则颜面红润发光有泽，心气不足，则颜面晦暗无光泽。齿，为骨之余，肾主骨生髓，齿为肾气的延伸，肾主齿，肾气通于齿。肾气充足，则牙齿坚固，咀嚼可发力；肾气不足，则牙齿发黑枯槁溃烂，不能食硬物。胡须为身体唇周特殊之毛，肾主藏精化气而升腾，气可以润泽生长胡须，肝主藏血，血可以濡养生成胡须，气足则胡须长，血足则胡须发黑，胡须通于肝肾，肝肾之气长养胡须。

五脏六腑与十二经脉如何匹配，五脏居里，六腑居表，五脏为阴，六腑为阳，故五脏配阴脉以行阴气，六腑配阳脉以行阳气。肺、心、心包居膈以上，配手三阴；肝、脾、肾居膈以下，配足三阴。大肠、小肠、三焦与膈以上之藏相表里，配手三阳；胃、胆、膀胱与膈以下之藏相表里，配足三阳。

胸腔由上之下为肺、心包、心，手内侧前中后为太阴、厥阴、少阴，分别对应匹配。大肠、三焦、小肠，与膈以上五脏相对应，手外侧前中后为阳明、少阳、太阳，分别对应匹配。这样就出来肺手太阴之脉、心主手厥阴之脉、心手少阴之脉、大肠手阳明之脉、三焦手少阳之脉、小肠手太阳之脉。

腹腔由上之下为脾、肝、肾，足内侧前中后为太阴、厥阴、少阴，分别对应匹配。胃、胆、膀胱，与膈下腹腔五脏相对应，足外侧前中后为阳明、少阳、太阳，分别对应匹配，这样就出来脾足太阴之脉、肝足厥阴之脉、肾足少阴之脉、胃足阳明之脉、胆足少阳之脉、膀胱足太阳之脉。

故在身体之上太阳气行身之府取名为小肠，太阳气行身之道取名手太阳脉。少阳气行身之府取名为三焦，少阳气行身之道取名为手少阳脉。阳明气行身之府取名为大肠，阳明气行身之道取名为手阳明脉。太阴气行身之藏所取名为肺，太阴气行身之道取名为手太阴脉。厥阴气行身之藏所取名为心包，厥阴气行身之道取名为手心主脉或手厥阴脉。少阴气行身之藏所取名为肾，少阴气行身之道取名为足少阴脉。

在身体之下太阳气行身之府取名为膀胱，太阳气行身之道取名足太阳脉。少阳气行身之府取名为胆，少阳气行身之道取名为足少阳脉。阳明气行身之府取名为胃，阳明气行身之道取名为足阳明脉。少阴气行身之藏所取名为心，少阴气行身之道取名为手少阴脉。太阴气行身之藏所取名为脾，太阴气行身之道路取名为足太阴脉。厥阴气行身之藏所取名为肝，厥阴气行身之道取名为足厥阴脉。

通过对身体的梳理，我们可以很容易理解身体各个部位的对应关系。具体如下，肾与足少阴脉相连接，足少阴脉行化肾气，输出生成人体的头发、骨、髓、牙齿、胡须，开窍于耳与前后二阴。肝与足厥阴脉相连接，足厥阴脉行化肝气，输出生成人体的指甲、筋、胡须，开窍于目。心与手少阴脉相连接，手少阴脉行化心气，输出生成人体的舌、脉，开窍于舌，彰显于面。肺与手太阴脉相连接，手太阴脉行化肺气，输出生成人体的毛、皮肤，开窍于鼻。脾与足太阴脉相连接，足太阴脉行化脾气，输出生成人体的唇、舌、肉，开窍于口腔。

通过拆解人的身体，分析五脏六腑、十二经脉、身体枝节、九窍二阴相互之间的关系，人的身体各部分对应关系及生化成就可以清晰地呈现出来了：

膀胱→足太阳脉气→肾脏→足少阴脉气→膀胱→骨→骨髓→牙齿→头发→耳、前后二阴→肾脏→膀胱

胆→足少阳脉气→肝脏→足厥阴脉气→胆→筋→爪→目→肝脏→胆

胃→足阳明脉气→脾脏→足太阴脉气→胃→肉→唇→口→脾脏→胃

小肠→手太阳脉气→心脏→手少阴脉气→小肠→脉→面→舌→心脏→小肠

三焦→手少阳脉气→心包→手心主脉气→脉→筋膜→胸腔腹腔留空→心包→三焦

大肠→手阳明脉气→肺脏→手太阴脉气→大肠→皮→毛→鼻→肺脏→大肠

◎奇恒之腑

女子胞、脑、髓、骨、脉、胆，《内经》称之为奇恒之腑。腑，均有空腔管道，运化身体的水谷精微，受气于天之周流循环叫六腑。受地水化气升腾而成，叫奇恒之腑。奇恒之腑与五脏功能有些相似，具有藏精气而不泻，满而不能实的功能，但因其为空腔管道，与六腑空腔管道类似，因此不归属与五脏范畴，也不归属于六腑范畴，另取名字叫奇恒之腑。胆，为奇恒之腑特殊之腑，前面介绍足少阳脉时有论述，可以参看。

女性的子宫卵巢，古人叫女子胞，形状类似胆，倒三角形带肉空腔，居于身体腹腔深处，受身体地部升腾之气而成，其出口在阴道口，与外界空气相通，与任脉、冲脉、足少阴脉、足厥阴脉、足少阳脉等脉都有联系。肾脏发动精气化气升腾，源源不断降下之营气阴气入女子胞（子宫内膜）而藏之，至人体气血最充盈阶段化为血而泻出月经，之后重新归藏储存营阴，循环往返，为肝守阖身体阴气，输气至绝而归作用而成，因此月经有月经周期，一般28天循环一次，与月亮的周期规律相似，命名为月经。月者，阴也，水也，血也。血的运作晦朔规律遵循阴气运作规律，以28天为一个周期。肝脏血，肾脏精有余，则藏于女子胞，女子胞营阴营血有余则藏于冲脉，太冲脉盛，冲脉有余则女性月经量多；冲脉不足，女子胞相对藏营阴营血也不足，月经量相对较少。女性功能性子宫出血，为月经量多，崩漏且淋漓不尽，与肝脏、肾脏、冲脉、任脉、少阳脉等关系密切，处理好这些脉道的通畅度，月经自然恢复常态。多囊卵巢综合征、卵巢功能低下、卵巢早衰，引发月经量少或闭经，也与上述诸脉能量不足或通道不畅通有关系，增加体内营气营血度，通畅以上诸脉，也可以让月经量恢复常态。《素问·上古天真论》："二七而天癸至，任脉通，太冲脉盛，月事以时下，故有子……七七，任脉虚，太冲脉衰少，天癸竭，地道不通，故形坏而无子也。"

男性的前列腺，形状类似女子胞，倒三角形，居于身体膀胱之下，受身体地部升腾之气而成，其出口在尿道口，与外界空气相通，与内部睾丸精囊相连。肾主藏精，精满部分精气储存于精囊，当人体长成熟后，天癸至，肾与精囊之间的通道开通，精囊开始储存归藏精子，可以用于繁衍生殖后代。尿，通过膀胱、前列腺随尿道而出。精子，通过输精管，前列腺随精道而出。前列腺与肝脏、肾脏、冲脉、任脉、少阳脉等关系密切。前列腺肥大增生，由上述脉道不通引发，阴脉输出太过，致前列腺过度增生肥大，调低阴气输出之力，畅通上述经脉，前列腺问题可以消失。

《灵枢·决气》："谷入气满，淖泽注于骨，骨属屈伸，泄泽补益脑髓，皮肤润泽，是谓液。"《灵枢·经脉》："人始生，先成精，精成而脑髓生。"两精相搏谓之神，神推动精的运作分化，边互搏边分化，分化出人之脑髓。脑内之气输出生成脑，脑外之气挡固而成脑，脑中之气守持而成脑，内外之气交汇，中而成脑，髓也是如此生成。水谷入胃化精气入腹腔，精气满溢，浊气化液渗渍骨中，骨屈伸过程中，泄出浊气补益骨中之脑与髓，诸髓者皆属于脑，脑为髓之海，脑居头腔之中，头腔为头部空腔，有空也可以纳气，是头气所在位置。脑髓有余，身体轻盈有劲，精力充足；脑髓不足，脑鸣作响，骨骼酸痛，头晕目眩，眼睛看不见东西，身体疲劳乏力，嗜睡喜躺；脑受热邪，则迎风流泪、黄稠鼻涕量多等。

骨与骨连接，从下至上，在体内起到框架作用。骨外有筋，筋外有肉，协同共进。人体的动作因气至而动，气不至则不能动。气是支撑人体的、看不见的、无形的能量，气引动筋骨肉，肢体才会产生动作。骨内有髓，骨外有液，骨受液津气合入而养，受少阳、少阴挤压骨髓化气而扬升，骨内骨外维持动态平衡。骨与骨之间的关节，靠液以润滑以养，骨与骨对接产生动作，动作令骨与骨对接分离或对合，骨对接离合协调，与身体之气运行为一，气不多不少则身正，骨对接有些微不协调，骨少许歪，气血会停留局部而肿痛，扶正歪骨，令骨对接，气血能行，肿逐渐就会消失。因此，骨正身才能正，身正气血才能正常循行流通，五脏安定，神志不乱。

脉，穿梭于皮肉筋骨之间，脉为空管，如大江大河、小溪小流，从大江大河流至小溪小流，再从小溪小流流回大江大河。河流为水，脉流为血。脉壅塞营气营血，将营气营血输送到全身，内濡养灌溉五脏六腑，外濡养灌溉四肢百骸、皮肉筋骨脉。脉好像城市的水管，将水送到千家千户，再通过地下管道，将生活废水回流到自来水厂处理。脉外压力压迫脉内，脉内营气营血则可出脉化液灌溉五脏六腑。脉在身体里面分为上、中、下三部分脉，每部分再分为天、地、人三部脉，总共为九部脉，加上人迎脉、五里脉、箕门脉，通过把看这些脉的运行状态可以评估全身气血的供应状态。头部有三部脉，天部脉叫太阳脉，居于额角，脉气可以评估脑髓海的有余或不足；中部叫少阳脉，也叫客主人脉，居于耳前，脉气可以评估耳目之气的有余或不足；地部叫大迎脉，居于下颌角前，脉气可以评估口齿之气的有余或不足。胸膺部有三部脉，天部脉叫肺脉，也叫寸口脉，居于掌后桡骨茎突太渊附近，脉气可以评估肺气之有余或不足，以知人体皮毛状态。

中部脉叫心脉，居于掌后神门附近，脉气可以评估心气之有余或不足，以知人体脉藏气之状态。地部脉叫合谷脉，居于合谷附近，脉气可以评估手阳明脉气之有余或不足，以知人体胸膺中气之有余或不足。腹部以下也有三部脉，天部脉叫太冲脉，居于足第一跖骨与第二跖骨之间的太冲附近，脉气可以评估肝气之有余或不足，以知人体筋的状态。人部脉叫跌阳脉，居于足背足踝关节前，脉气可以评估脾气之有余或不足，以知人体肉的状态。地部脉叫太溪脉，居于内踝之后，下脉气可以评估肾气之有余或不足，以知人体骨的状态。

◎ 五脏六腑

理完身体经脉路线与五脏六腑、四肢百骸的关系，我们继续分解人体每个位置的运作生化状态。从身体上下来看，身之上为天，为阳，天部有所生成，心脏居于天，为阳中之阳，聚气为云，化津液水而下归。心者，藏神，升明申示，其色彰显于外，聚色而下行也。身之下为地，为阴，地部有所生成，肾脏居于地，为阴中之阴，聚水为精，化气而升腾也。肾者，藏，藏精藏志，静顺闭藏待动，其志若伏若匿隐于内，藏精起亟上行也。身之表浅为外，身之皮毛为外，为天，为阳，外部有所生成，成于肺脏，为阳中之阴，聚气化津液水而归里。身之外者，肺也，藏气，藏魄，收合容平，其气输布于身，行收而往里。身之里为内，身之骨为内，为地，为阴，内部有所生成，成于肝脏，为阴中之阳，聚水化气而升腾出外。身之内者，肝也，藏血，藏魂，发陈出新，鼓风行出而往表。阳者，挡固身体之外而往里；阴者，守持身体之内而往外；阳者，固护身体之上而往下；阴者，守持身体之下而往上。身体之气，上下表里内外行输相搏制衡，气循环往复，周流不息。身体是立体的，立体空间要平衡离不开空间每个点气的均匀分布。人体是如此，其他动物、植物也是如此，上下内外平衡才能立身。上下内外气交于中，中者气交汇而成，成于脾脏，居中央而溉四旁，为阴中之至阴，水气升降出入斡旋于中。脾者，藏意，备化载物生成，其气输出于四末则四肢可用。

　　身体为载气平衡之容器。衡为人体立身之基础，身体上下左右平衡若一，身才能立正。体内上下左右之气应平衡若一，不能在任何一个部位发生增多或减少。因为气失衡，身体就会倾斜，人体则会失去对称，产生如长短腿、高低肩等畸形。气在体内减少，不能立身，人无气之承载，身体会陷下去，形就逐渐变坏衰老。身体在上之气需要身体在下之气承载而立；身体在下之气需要身体在上之气承载而立；身体在里之气需要身体在表之气承载而立；身体在表之气需要身体在里之气承载而立。如此平衡若一，身体才能立正。

　　心气下行，肾气上行，肺气内行，肝气外行，脾中央而溉四旁，循环往复，制衡为一，立身而正。上气不足，则髓海不足而头低视失；下气不足，则腰高于头；中气不足则肩背陷下四肢不用；筋气不足，则膝不能伸。上气有余不能下则心气有余，易出现胸满、憋闷、喜笑不休等；下气有余不能上则肾气有余，易出现眼睛视物模糊等；外气高而不能化湿雨下归则肺气有余，易出现胸闷、喘满、喘息欲呼等；内气低不能化气升腾则肝气有余，易出现疝气、腹肿等。中气驰满于中则脾气有余，易出现胃胀呕吐等。身体靠气衡而运作，五气有余或不足皆为病。病的产生不是从身体出现症状才开始的，病之始生是从气的有余或不足就开始了。所以治病调理需从诊断气之有余或不足开始，贵在诊断，贵在分清楚身体之气的有余或不足，贵在分清楚气在身体倾斜的方位，后通过平衡调节气的有余或不足，身体就能恢复常态。这也是后世医家说的平衡人体的阴阳五行，开中药处方处理。

立身以正，身体分为左右上下中，身体左气有左成，成于肝，肝藏气从左升，由里而出表，水化气而从左升；身体右气有右成，成于肺，肺藏气从右降，由表而归里，气化水而从右降；身体下气有下成，成于肾，肾藏气从下升腾往上行，由下至上，水化气而升腾；身体上气有上成，成于心，心藏气从上往下归藏，由上至下，气化水而闭藏。气行之道，要么为水化气升腾之道，要么为气消降为水下归之道。

胃肠道内之气也是如此，水谷之左气往左升，出胃肠入腹腔内运化，继续往左行，入藏于左肝；水谷之右气往右降，出胃肠入腹腔内运化，继续往右降，入藏于右肺；水谷之上气往上行，出胃肠入腹腔内运化，继续往上行，入藏于上心；水谷之下气往下行，出身为屎，出胃肠入腹腔内运化，继续往下行，出身为尿，其精气入藏于下肾。水谷之中气斡旋于中，出胃肠入腹腔内运化，继续居中而升降出入，入藏于脾中。

气出胃肠入身，因清浊不同所形成的各层气也不同，各层气之交汇不同，所生成之形也不同，故其流动方式也不同。肺居于胸腔，受头降下之浊气与心升腾之清气交汇而成。心居于胸腔，受肺降下之浊气与膈下升腾之清气交汇而成。肝居于膈下腹腔，受脾降下之浊气与肾升腾之清气交汇而成。脾居于腹腔之中，受心降下之浊气与肝升腾之清气交汇而成。肾居于腹腔之下，受肝降下之浊气与腹腔升腾之清气交汇而成。胆居于膈下腹腔，受膈上降下之浊气与腹腔升腾之清气交汇而成。胃居于腹腔之中，受膈上降下之浊气与小肠升腾之清气交汇而成。小肠居于胃下大肠上，受胃降下之浊气与大肠升腾之清气交汇而成。大肠居于腹腔之下，受小肠降下之浊气与腹腔升腾之清气交汇而成。膀胱居于腹腔之下，受大肠降下之浊气与腹腔升腾之清气交汇而成。三焦，受胸腔降下之浊气与腹腔升腾之清气交汇而成。

皮，居于体表，受体表降下之浊气与脉中升腾之清气交汇而成。皮毛像一个盖子一样，包裹着人的表层，挡固全身发动出来的气，让其回流，皮毛外挡体内之气，体内之气才可以充满全身，源源不断地往上、往外升腾。 脉，穿梭于皮下骨外，受皮毛降下之浊气与肉中升腾之清气交汇而成，脉中藏营气、营血，输送营气、营血濡养、灌溉身体，脉者藏神，可以彰显人身体之色，视人色深浅可以知脉的状态。肉，居于皮脉下筋骨之上，受皮脉降下之浊气与筋骨升腾之清气交汇而成，肉通过筋连接骨，与筋骨协同指挥身体动作。筋，连接皮下骨外之组织，受肉降下之浊气与骨中升腾之清气交汇而成。筋潜伏在肉下，调节肉的生长发育，筋为肉之力。筋附着在骨面，吸收从骨里飞扬之精气，协调身体的感应。诸筋者皆属于节，筋属节，节属骨，支、节、筋、骨构成身体四肢的基础，共同协调平衡人体的动作。爪、甲为筋在身外之呈现，看爪、甲之变，可以知人体的筋的状态。骨，居于身体之里，受髓中激扬之清气与肉筋降下之浊气而成，精气源源不断由骨里出来，营灌着身体。

皮也好，肉也好，脉也好，筋也好，骨也好，皆为气之呈现，气和合而有其形，气散之则分解为气，各行其道。气各不同，生成形类也不同。皮毛者，右气之精也。脉者，上气之精也。肉者，中气之精也。筋者，左气之精也。骨者，下气之精也。

皮里行手太阴脉之清气而外出，皮外行手阳明脉之浊气而入里，手太阴脉由内输出生成皮，手阳明脉卫外挡固而成皮气，皮气居中守持而成皮，三气和合生成皮形。皮内为阴，皮外为阳，中为皮，阴搏而输出则皮肿，皮肿则有皮肤痈、疽、疔、疖等病，阳搏而挡固则皮坚，皮坚则有硬皮病等病，中气解则无皮，皮形没有和合散解为三气则各行其道。

脉里行手少阴脉之清气而外出，脉外行手太阳脉之浊气而入里，手少阴脉由内输出生成脉，手太阳脉卫外挡固而成脉，脉气居中守持而成脉，三气和合生成脉形。脉内为阴，脉外为阳，中为脉，阴搏而输出则脉肿，脉肿则有血管瘤、牛皮癣等病，阳搏而挡固则脉坚，脉坚则有动脉粥样硬化等病，中气解则无脉，脉形没有和合散解为三气则各行其道。

肉里行足太阴脉之清气而外出，肉外行足阳明脉之浊气而入里，足太阴脉由内输出生成肉，足阳明脉卫外挡固而成肉，肉气居中守持而成肉，三气和合生成肉形。肉内为阴，肉外为阳，中为肉，阴搏而输出则肉肿，肉肿则有糖尿病、烂脚等病，阳搏而挡固则肉坚，肉坚则有重症肌无力等病，中气解则无肉，肉形没有和合散解为三气则各行其道。

筋里行足厥阴脉之清气而外出，筋外行足少阳脉之浊气而入里，足厥阴脉由内输出而成筋，足少阳脉卫外挡固而成筋，筋气居中守持而成筋，三气和合生成筋形。筋内为阴，筋外为阳，中为筋，阴搏而输出则筋肿，筋肿则有筋瘤、脚扭伤等病，阳搏而挡固则筋坚，筋坚容易筋撕裂伤，中气解则无筋，筋形没有和合散解为三气则各行其道。

骨里行足少阴脉之清气而外出，骨外行足太阳脉之浊气而入里，足少阴脉由内输出生成骨，足太阳脉卫外挡固而成筋，骨气居中守持而成骨，三气和合生成骨形。骨内为阴，骨外为阳，中为骨，阴搏而输出则骨肿，骨肿则有骨瘤、骨癌等病，阳搏而挡固则骨坚，骨坚则有致密性骨炎、骨化病等病，中气解则无骨，骨形没有和合散解为三气则各行其道。

皮肉筋骨脉里外行手厥阴脉之清气而分出边界，至绝而输出，至绝而归之，皮肉筋骨脉外由手少阳脉之气撑开其空隙，促进皮肉筋骨脉之成形与边界清晰。同皮之气生成皮而益皮，同脉之气生成脉而益脉，同肉之气生成肉而益肉，同筋之气生成筋而益筋，同骨之气生成骨而益骨。皮气要通，皮气不通则为皮痹，体内热邪留身。脉气要通，脉气不通则为脉痹，体内寒邪留身。肉气要通，肉气不通则为肉痹，体内湿邪留身。筋气要通，筋气不通则为筋痹，体内风邪留身。骨气要通，骨气不通则为骨痹，体内燥邪留身。

◎经筋

身体除了经脉之道，还有经筋、经水、络脉之道。经筋类似于筋膜，起于足趾手指的末端，止于腹腔、胸腔或头部。经筋遇热则松弛不收，遇寒则筋紧而急。浅表之经筋紧则身体反折，类似角弓反张而不能弯腰，内里之经筋紧则身体往前弯而不能伸直类似驼背。筋部无阴无阳，无左无右，候病所在，以痛为穴。治疗经筋问题，经筋紧则局部抽紧而筋骨疼痛，让疼痛部位热起来，筋就自然松开而解。《黄帝内经》记载用燔针劫刺或焠刺而不是用火针去刺来解决筋紧的问题，这是因为火针入体会损伤人体的皮肉筋骨脉，虽然可以令筋松开，却会引发皮肉筋骨脉的后续问题，灼伤皮肉筋骨脉而病气留身。所以用针时只需要把针捂热即可，热则身体经筋自然会松开，并且，入针后得气，气自带温度，也会令经筋松开。

◎ 经水

经水，分为十二经水，与十二经脉相对应，十二经脉受血而营之，十二经水居脉外受津液水而行之，濡养脉外之皮肉筋骨脉。有大小、深浅、宽窄、远近之不同。足太阳经水行于足太阳脉外空间，内属于膀胱，通应膀胱水道而出。足少阳经水行于足少阳脉外空间，内属于胆。足阳明经水行于足阳明脉外空间，内属于胃。足太阴经水行于足太阴脉外空间，内属于脾。足少阴经水行于足少阴脉外空间，内属于肾。足厥阴经水行于足厥阴脉外空间，内属于肝。手太阳经水行于手太阳脉外空间，内属于小肠，通应膀胱水道而出。手少阳经水行于手少阳脉外空间，内属于三焦。手阳明经水行于手阳明脉外空间，内属于大肠。手太阴经水行于手太阴脉外空间，内属于肺。手少阴经水行于手少阴脉外空间，内属于心。手心主经水行于手心主脉外空间，内属于心包。足阳明经水可以刺 1.2 ～ 1.4 厘米，留针呼 10 次就得出针。足太阳经水可以刺 1 ～ 1.2 厘米，留针呼 7 次就得出针。足少阳经水可以刺 0.8 ～ 0.9 厘米，留针呼 5 次就得出针。足太阴经水可以刺 0.6 ～ 0.7 厘米，留针呼 4 次就得出针。足少阴经水可以刺 0.4 ～ 0.5 厘米，留针呼 3 次就得出针。足厥阴经水可以刺 0.2 厘米左右，留针呼 2 次就得出针。手太阳经水、手阳明经水、手少阳经水、手厥阴经水、手少阴经水、手太阴经水离水谷产气的地方比较近，气来急疾，容易漏泄，刺不能超过 0.5 厘米，留针呼 1 次就得出针。因人之老少、大小、肥瘦之不同，稍微斟酌而调整即可。

◎络脉

络脉，类似浮越于人体体表可以看见的青色的脉管。经脉，深伏于皮肉筋骨之间的脉道，肉眼不可视。人体饮酒后，卫气先行皮肤，先充孙脉，接着满络脉，最后满经脉。络脉满入经脉才能过关节。络脉有连接、联系的作用，卫气至络脉而止，储存于络脉，络脉满，才会流入经脉，络脉相当于经脉的水库，有纳入装载的意思。水库为高位，水库水才能由高向低流，因此手足络脉往往分布于前臂或者小腿的高点位置。络脉为连接脏腑对应经脉的桥梁，阴脉通过络脉进入阳脉，阳脉可以通过络脉进入阴脉。如手太阴肺脉通过手太阴络脉与手阳明脉相连，手阳明脉通过手阳明络脉与手太阴脉相连。

手太阴经脉通过手太阴络脉在腕后 1.5 寸（约 5 厘米）列缺处别出与手阳明脉相连。手太阴络脉，起于腕骨上分间（皮、肉、筋、骨、脉之间空隙），与手太阴脉伴行，直入手掌中，散开分布于鱼际。手太阴络脉气过满，则肺藏气过满，肺气输出至手掌，手掌发热；手太阴络脉气不足，相对肺藏气不足，无力输出至指末，则哈欠连连，喜欢伸懒腰，小便频数，遗尿等。

手阳明经脉通过手阳明络脉在腕后 3 寸（约 10 厘米）偏历处别出与手太阴脉相连。手阳明络脉，上经过手前臂，到达肩关节向上，经过下颌骨进入脸与牙齿的侧面。分支进入耳，合入耳的脉道。手阳明络脉气过满，则少津行化于耳齿，易出现龋齿耳聋的问题；手阳明络脉气不足，则多津而少热，津寒而流动缓慢，易出现牙齿发冷、上肢手阳明络脉循行处痹痛等问题。

手少阴经脉通过手少阴络脉在腕后 1 寸（约 3.3 厘米）通里处别出与手太阳脉相连。手少阴络脉，别出而上行，循手少阴经脉循行路线，入胸腔心中，与舌本相连，抵达眼睛，与眼睛相连。手少阴络脉气过满，则心藏气过满而顶膈于下；手少阴络脉气不足，则心藏气不足，心开窍于舌，舌部能言。

手太阳经脉通过手太阳络脉在腕后 5 寸（约 16.7 厘米）支正处别出与手少阴脉相连。手太阳络脉，上走肘，络于肩关节肱骨头前。手太阳络脉气过满，则液多行化于络脉，关节松弛增生，肘关节不能弯曲；手太阳络脉气不足，液少热多而生疔疮。

手心主经脉通过手心主络脉在腕后 2 寸（约 6.7 厘米）两筋之间内关处别出与手少阳脉相连。手心主络脉，循手心主脉循行路线向上，进入心包，外络于心。手心主络脉气过满，心包气过满，压逼心而心痛；手心主络脉气不足，无力压逼心，心中气不能正常输出而烦心。

手少阳经脉通过手少阳络脉在腕后 2 寸（约 6.7 厘米）外关处别出与手心主脉相连。手少阳络脉，向上行前臂、肩，进入胸中，合于心包。手少阳络脉气过满，水多而寒聚，积聚肘关节局部而肘关节痉挛；手少阳络脉气不足，水少而热多，关节筋膜遇热而松弛。

足太阴经脉通过足太阴络脉在第一跖骨后 1 寸（约 3.3 厘米）公孙处与足阳明脉相连。足太阴络脉向上络于肠胃，足太阴络脉气过满，则压逼胃肠内气不得出而肠中绞痛；足太阴络脉气不足，胃肠内气出腹腔阴气腹部鼓胀。

足阳明经脉通过足阳明络脉在外踝上 8 寸（约 26.7 厘米）的丰隆处与足太阴脉相连。足阳明络脉经过胫骨外侧边缘，向上络头与项合入足阳明脉，下络于咽喉。足阳明络脉经气逆上则声音嘶哑、声带结节。足阳明络脉气过满，则血多不行化逆上而发狂、发癫；足阳明络脉气不足，热多血少不足以行化下肢，出现足背不能背屈，胫骨枯槁髓少。

足少阴经脉通过足少阴络脉在内踝后环绕跟骨大钟处与足太阳脉相连。足少阴络脉向上行于心包，穿过腰跟脊柱。足少阴络脉气逆则容易出现心烦胸闷。足少阴络脉气过满，则水道失水而出现尿滴沥而出或无尿；足少阴络脉气不足，则水不行化聚于腰而腰痛。

足太阳经脉通过足太阳络脉在外踝上7寸（约23.3厘米）的飞阳处于足少阴脉相连。足太阳络脉气过满，寒多行化失常积聚于头背额部出现鼻塞呼吸不畅、头背疼痛；足太阳络脉气不足，则热多行化异常引起鼻出血。

足厥阴经脉通过足厥阴络脉在内踝上5寸（约16.7厘米）蠡沟处与足少阳脉相连。足厥阴络脉循足厥阴经脉上于睾，结于阴茎。足厥阴络脉气逆则睾囊肿胀或疝气。足厥阴络脉气过满，则阴茎鼓风而坚挺；足厥阴络脉气不足，则循经所过皮肤受邪风而暴痒。

足少阳经脉通过足少阳络脉在外踝上5寸（约16.7厘米）光明处与足厥阴脉相连。足少阳络脉与足少阳经脉并行，下络于足背。足少阳络脉气过满，则水多遇火化气而厥逆；足少阳络脉气不足，则水少遇火而干，下肢萎缩不能走路。

任脉之络脉，从尾翳（剑突部位）别出，下剑突尖部，散于腹腔。任脉之络脉气过满，气足而化热，热灼皮肤而腹部皮肤痛；任脉之络脉气不足，生风而引发皮肤瘙痒。

督脉之络脉，从肛门后的长强处别出，行于督脉后背之肉，向上至头，散于头上，向下行于肩胛骨左右，发出分支与足太阳脉相连，穿过足太阳脉循行的臂肉。督脉之络脉气过满，则寒多成形而脊柱僵硬；督脉之络脉气不足，则出现头重、头摇摆动，类似帕金森。

脾之大络脉，叫大包，出于渊腋（腋下凹坑处）下3寸（约10厘米），散布胸腔胁部。大包气过满，周身气胀而痛；大包气不足，周身气不足，无气挡固于外而气化汗漏泄出身，身体百节皆纵。

络脉实，所装载的营气、营血多，体表明显可见鼓起。络脉虚，所装载的营气、营血少，络脉隐约在皮下。每个人络脉部位会有些许差异，如果在介绍的络脉所在部位找不到络脉，可以在上下寻找查看。络脉受邪气后，可见体表异常络脉出现，身体容易出现痹痛之不适，见此络脉可用针刺放血，令邪气出，亦可预防关节疼痛。

◎四海

古人认为中国有四海，并相互连通。人体也有四海，十二经水都与四海相通。水化气升腾，气至脑腔而止化为液生成脑髓，故脑为髓海，髓海有两端，上端在巅顶，下端在风府。水谷入胃化气血出胃肠外入腹腔，胃产生气血的地方，称之为水谷之海，水谷之海有两端，上端在气街，下端在足三里。水化气升腾，积聚于胸腔，清而浊之气入腋进入上肢行化，至清之气上头行化，故胸腔为气海，积聚气分流气的地方，气海有两端，后端在大椎骨附近，前端在人迎。气出胃肠外进入腹腔参与体内循环，上行至极化津液水血下归，储存于冲脉，盆腔、大腿之上，这些地方为血海，血海有两端，上端在大杼，下端在上巨虚、下巨虚附近。

◎四个气街

人体不仅有四海，还有四个气街，四个气汇聚的地方，卫气行于脉外，进入头腔、胸腔、腹腔、小腿处胫腔而汇聚，好像热闹的街市一样，老百姓汇聚于这个地方进行交易买卖。头腔为头气汇聚的地方，脑居头腔之中，气在头腔生成脑，头腔有两个口，上在于巅顶，下在于风府。胸腔为胸气汇聚的地方，气在胸腔有两个口，气从背俞入胸腔，从膺处出胸腔。腹腔为腹气汇聚的地方，气在腹腔有两个口，气从背俞入腹腔，从冲脉在脐左右之动脉处出腹腔。小腿腔为小腿气汇聚的地方，气在小腿腔有两个口，上口从气街入，下口从承山至内外踝之间出。

◎五官九窍

接下来分析人有形的窍道，九窍。七窍在上，眼窍、鼻窍、耳窍、口窍，对应天之七星，调节各种气的平衡而为云；两窍在下，前阴尿道与后阴肛门，调节各种水的平衡而出身。窍道为水注之气，受气的充盈才能正常发挥作用。身体对气有不同感应，理顺气在身体内的通道，才能理解生命体不同部位的运作原理。

《灵枢·大惑论》："五脏六腑之精气，皆上注于目而为之精。精之窠为眼，骨之精为瞳子，筋之精为黑眼，血之精为络，其窠气之精为白眼，肌肉之精为约束，裹撷筋骨血气之精，而与脉并为系。"眼睛是身体内唯——个可以自由左右上下转动的器官，五脏六腑之精气皆上注于眼，故眼在古代又叫命门。内气由内而外输出，外气由外而内挡固，肝气中而成眼。肝开窍于眼，肝藏气有余，则眼睛大；肝藏气不足，则眼睛小。眼受气则能视，人眼对光有各种各样的感应，光聚而入眼，入通于眼气而成象，人之所以能视源于这团气的张力延伸作用。眼睛由五部分组成，瞳孔，黑睛，眼白，眼白中的络脉、孙脉，还有眼包以及空框。骨中之精气上注于瞳孔，瞳孔运行骨中之精气。筋中之精气上注于黑睛，黑睛运行筋中之精气。脉中之精气上注于目之络脉，目之络脉运行脉中之精气。皮肤之精气上注于眼白，眼白运行空框之精气。肉中之精气上注于目之眼包，眼包运行肉中之精气。

内气输出而营物，外气挡固物而定形，内外制衡，其物必固。眼中内气不足则近视，易流眼泪；外气有余则远视，眼睛易干涩。身体内气不足，脱气则眼睛视物模糊不清晰，也叫白内障。内气有余，外气不足，眼球往外凸出，叫眼凸症，为甲亢并发症。外气有余，内气不足，气不得输出而化为水蓄于眼中，眼球水肿，叫青光眼。内气有余，外气挡固有力，体内热不得散，热灼伤视网膜，视网膜变干脆而脱落，引发黄斑病变、飞蚊症等。

我们看一个人，首先看到就是这个人高挺的鼻子，鼻代表一个人。气通过鼻的呼吸出入身体，清气通过鼻进入体内肺，交换心中浊气，再通过鼻呼出体外。鼻子能行呼吸，闻味道，鼻子对不同气味有各种各样的感受。味也是气的合成，鼻受气才能闻，人能呼吸源于这团气的出入交换。肺开窍于鼻，肺气有余，则喘息鼻翼翕动；肺气不足，则鼻塞不利。体内气太过，气聚不散热而化火，体内津液不足以濡润身体，会出现鼻干燥、流鼻血等，鼻咽癌的早期成因。体内气不足，无力支撑向上向外发散津液，津液下流滑行出鼻，会出现流鼻涕、鼻塞等，是鼻炎、过敏性鼻炎的成因。

耳听八方，耳深入脑中，以传递八方之声音，对不同声音形成各种各样的感应。耳受气能听音，音也是气的合成藏载。人能听闻源于这团气的弹动感应，肾开窍于耳，肾气充足，则耳聪目明。人体精脱，易出现耳聋；人体液脱，容易出现耳数鸣。手少阳脉行化气失常，气路不能为常，则耳鸣。手太阳脉行化液失常，水路不能为常，则耳聋。

口，入物装载之意，能吃东西，可以说话交流。吃东西时舌可以感受食物的味道。人能发出声音，也源于气，人能言语源于这团气的出入延伸。病从口入，祸从口出，陈述口随意吃不适合自己的食物入体，容易引发疾病，口随意说不该说的话，容易招惹麻烦。脾开窍于口，心开窍于舌，口舌合作可以发出声音。脾气有余、心气有余则舌头灵巧，人言语多；脾气不足、心气不足则舌头失灵巧，人言语少。

头上七窍调节气化水而制衡，腹下二窍调节水化气而制衡。前后二阴，尿道阴道、肛门在下，调节水气在身体的平衡。肛门与胃肠相连，食物糟粕、身体垃圾通过肠道出身为屎。肛门调节体内之气的多少，肛门紧闭，体内气多，肛门大开，屎粪多出身，则体内气少。体内津液少而气多，身体容易便秘；体内津液多而气少，身体容易出现腹泻便溏。尿道与膀胱相连，受体内源源不断下降的津液水渗入膀胱而出尿，调节体内之水的多少。皮肤与尿道为人体水之上下出路，夏天汗多则出尿少，冬天汗少则出尿多。身体时时刻刻都要调节水气均衡，人之所以能排便也源于体内这团气的互压伸动。体内受气，气不行化，则气癃，病癃而尿少，点滴而出。体内受水，水不行化，则水闭，闭则无尿出体。癃，受风而气不能运行为常，为风气之类病，如前列腺肥大增生等。闭，无尿排，如尿酸高、尿毒症等病，皆与水道运行失常有关。

◎ 法天则地，顺时而生

《素问·宝命全形论》："黄帝问曰：天覆地载，万物悉备，莫贵于人。人以天地之气生，四时之法成。"《灵枢·本神》："天之在我者德也，地之在我者气也，德流气薄而生者也。"万事万物的生成，离不开天地之气氤氲交合。地陈述地水化气升腾于天，天陈述天以六六为节，六节而环会，周流而不息，循环往复更迭易节。无天，无以载气，万物无以呼吸平息而气行。天气汇聚消降为水而入地，地以九九制会，分五方九野九窍而载物，方方不同，形形类类各不同。无地，无以生化，万物无以合气而有形。在天陈列天的各种精气，随时节有序变化而流行，天藏精以降气、降雨、降露、降雪、降霜、降冰等。地收受天降下之精气，载生着万物。天垂象，地成形，阳化气，阴成形。天地气交，氤氲于中，合而成形。

人是万物之灵，与万物同呼吸，共命运，万物应春而春生，应夏而夏长，应秋而秋收，应冬而冬藏，应长夏而生化。春天，天行生令，万物开始发陈出新，生发发芽，勿作折生抑生之事。夏天，天行长令，万物开始长苗而茂盛，身成而固，勿作杀长害长之事。秋天，天行收令，万物果实成熟，落叶归根，受气收合容平于身，勿作推生助生之事。冬天，天行藏令，蛰虫早伏，万物之气皆归根汇而为精，存身而闭藏，勿作助长推长之事。

春季当养生，生成肝以助身体发陈，肝脏春气，非其时不能生。夏季当养长，生成心以助身体蕃秀，非其时不能长，心脏夏气。秋季当养收，生成肺以助身体容平，非其时不能收，肺脏秋气。冬季当养藏，生成肾以助身体闭藏，非其时不能藏，肾脏冬气。顺天而行，顺之者昌；

逆天而行，逆之者亡。春夏秋冬，天之时节不同，万物生化之机不同，应四时天地阴阳不同而生化。机之道，不离其空，升降出入，神机运转，中而成形。顺道而与万物共生死，与万物生而应生，与万物长而应长，与万物化而应化，与万物收而应收，与万物藏而应藏。

太阳月亮运行，产生天之周循，定位太阳月亮运行的轨迹、路线、位置，可以知道天运行之路径，天运行之路线古代叫作律，六律建阴阳诸经，六律的产生，延伸出阴阳的交变次序。太阳或月亮运行到某个星星的位置，寄宿于某个星宿的位置，出现不同的节律，自然呈现不同的地理变化，生活在天地之间的万事万物也会出现不同的变化。《素问·气交变大论》："天地之动静，神明为之纪，阴阳之往复，寒暑彰其兆。"认识生命的常态，应该上知天文，中知人事，下知地理，才能上下相召而定中，中之生命成于天地，亦被天地所盗。

太阳运行至东边星宿，春天来临；太阳运行到南边星宿，夏天来临；太阳运行到西边星宿，秋天来临；太阳运行到北边星宿，冬天来临。如此循环往复，可以知天之变化，地跟随变化，人也随之出现变化。上知天文，说的是空中之机，受时运而改变，六六为节如环无端的规律；下知地理，说的是地载万物而生成的地方，因季节改变而生成的不同，每年生化之表达也不同。生化的特点，东方生东方之物，南方生南方之物，中央生中央之物，西方生西方之物，北方生北方之物。地载万物而生化，方方不同，形类不同，各有所合。东方种东方之物，南方种南方之物，中央种中央之物，西方种西方之物，北方种北方之物，东南方种东南方之物，东北方种东北方之物，西南方种西南方之物，西北方种西北方之物。方不同，合律不同而生化，各有所通，各有所成。一方天地养一方人，一方天地适宜一群人，一方天地产一方物。

　中国很早就有九州的论述，九州也叫九野，律通九州九窍。九州为九方，东、东南、南、西南、西、西北、北、东北、中。我们的国家叫中国，居中而溉四旁，映射八方，纳八方之气也。九州九野，天之六律降临而成方，因类属不同，而各归其方。律行化应时而现太过与不及，地之万物也会出现盛衰之变，因变而正名。万事万物得时之律或盛或衰，万物应时而生，应时而长，应时而化，应时而收，应时而藏也。时变则律变，律变则形变，形或盛或衰，盛其形则需虚其形才能持生，衰其形则需补其形才能持生，莫出现令实者更实，虚者更虚，是谓得道养生。

　时之变动，律之变动，气之变动，或阴或阳，或寒或热，往返循环不停息地转换，万事万物居中而感应其中，因此古人分岁、分时、分气、分候以求时的变动，时动而六六环回，应天而周循，应地而承载。时动律动，律动气迁，迁而物化，因律相通而正形。一甲子有六十年，一年有三百六十五天，一年分四时，一时分为六气，一气分为三候，一年分为十二月。六十年各不同年，各不同形，盛衰之变不同。一年有十二个月，不同月天之节律不同，万物应之盛衰之变也不同。一年有四时，四时之节律不同，万物应之盛衰之变也不同。三候为一气，气应律之不同而变，万物应气之变而变，故有节气一说。五日为一候，日日变，因日之节律不同，万物应知亦出现盛衰之变。一日分为四时，早上、中午、下午、晚上，四时不同人之盛衰之变亦不同。一日分为十二辰，十二辰气血流注之经脉不同，出现人气之盛衰之变不同。

　生命随时的变动而变动，看似人坐在那里没动，实际身体经脉运作随时而周流循环，应时而升降浮沉，顺时则经脉畅通，不顺时则经脉闭塞。这就是时律对万事万物、对人的影响。无形之时律变，有形之物随之而变，调理身体贵在清晰时变，经脉运行如何应时而变，经脉运行失常，实的经脉更实，虚的经脉更虚，则需要明时之经脉虚实，令气可以在经脉中常通，化解身受时影响出现的经脉之变，则人可保阴阳平衡、上下内外表里制衡而平衡。夫道者，上应天文，下应地理，中应人事之常也。

自然界万事万物都应该遵循天地运行规律，顺应天地运行规律而生养自己，在规律面前没有特权，没有贫富贵贱，没有长幼妍媸，一律平等。顺应天之六律，地之九方，去长养自己的生命，生命可以延远而流长。不顺应天之六律，地之九方，生命之能量容易被天地所盗，身散而回归自然，如尘埃般什么也不是。《素问·六节藏象论》："失时反候，五治不分，邪僻内生，工不能禁也。"人不能顺应天地时节，自然邪入身而身倾斜，百病丛生。

万物应时而生，不同年自然生成之物多少不同，如种植的果树，有大小年，有盛产的年，也有不盛产的年。自然万物存在于生化之中，或生或长或化或收或藏，对应着不同阶段生长壮老死。如己亥年，荔枝减产，庚子年荔枝增产，荔枝生成的多与少受年的变化而变化。五年一小轮回，十年一大轮回，六十年周旋一圈。什么年什么物盛产，什么年什么物减产，什么原因会导致增产或减产，这就是古圣人法天则地、权衡阴阳所得之道，此道客观存在于宇宙间，只有顺应道的迁移规律、转换规律，才能顺道而养。

人体有皮肉筋骨脉，人一出生，就处在皮肉筋骨脉生长与凋谢的动态平衡中，人体之气运行通畅，与天同运，合乎天地运行之节律，则生化持续，皮肉筋骨脉可以不断生化新鲜的皮肉筋骨脉，人就不容易衰老。生化停止，皮肉筋骨脉萎缩衰老而凋谢，人就死。皮死则皮毛枯槁无光泽，脉死则脸色发黑无光泽，肉死则人中满而翘，筋死则舌卷卵缩，骨死则发白脱发无光泽。皮肉筋骨脉的生成多少，也与天之时律关系密切，年份不同所生成之多少也不同。某些年生成皮多生成肉少，某些年生成肉多生成皮少，这都会影响人体皮肉筋骨脉总体的生成与变化。

随着时间的推移，天地之间发生寒暑迁移，有春夏秋冬之变。某年台风多，某年地震多，某年雨水多，某年雨水少，某年沙尘暴多，某年天气很冷，某年天气很热，某年很干旱，某年很潮湿，不同年气候不同，人的身体所对应也会不同。五年为一变，古人把这些规律称之为五行。五行是一种动态的变化，不是所谓木克土、土克水等简单机械式的陈述。后人叫木火土金水，实际已经不知道其原意是想陈述天地运行的规律，生命应之而出现的状态，生命应之而变化的状态。任何生命在道面前，没有高低贵贱，只能顺从顺应，才能与道同生，长生久视。

理解自然万事万物与天地运行的规律，才能理顺万物在天地之间如何存活的关系，才能深入理解生命的存在与运作的规律。从无形的生化规律，到有形的万物呈现，古人称之为道。顺应道的规律，才能推衍人体视之不见的经脉之道，才能深入剖析人体内在看不见的各种运作之道，才能平衡与协调身体内在无形之道的运作，人的生命也就会随着岁月的流逝而处于健康之态。生病了，找医生调理，又生病了，又找医生调理，不断见医生，不断让医生调理，稍一疏忽则前功尽弃，身体又一朝又回到失衡的状态。求医不如求己，不如去了解自己，了解天地运行的规律，这样就可以随时调正自己体内之气的倾斜，时时刻刻固护自身，令自己的身体时刻处于上下左右前后阴阳平衡之态，也只有人成为自己的健康管理者，健康才能得到保障。

◎无形运作的总结

我们从身体能量的起源到能量的输送与耗散排泄重新认识一遍身体。水谷入胃化气血津精液水等进入身体，在腹腔被络脉吸收进入体循环。气积聚于腹腔上、中、下形成腹腔三焦，因气之高低清浊不同，行化于身体不同层面。清气上升形成身体膈以上之物，成身体高位之头颈上肢，浊气下降形成身体膈以下腹腔之物，成身体腰臀腹腔下肢之物。清浊之气升降出入斡旋于中，形成身体中央之物、膈上下之物。清气上升，而成身体之天，天部有所成，成于心肺。浊气下降，而成身体之地，地部有所成，成于肝肾。中气居中，斡旋上下，有所成，成于脾。清气在上，上极和合化津液水血等回流下流于身内。浊气在下，下极和合化气阳等上腾于身上身外，形成上下周循、上下相召、阴阳交换的动态循环。上为阳，外为阳，下为阴，里为阴。

细分下去，胃腐熟水谷化气，受胃挤压化血而出，血出胃肠进入腹腔化气而升腾，血气进入脾脏储存而生意，脾脏输出血气生成身体周身之肉，肉中血气合入足阳明经脉化血回流下流于腹腔与下肢，下肢出口叫下合穴、三里（上之血下合于下肢的出口）。血在腹腔下肢遇热化气而升腾，复气而循环于身，因此腹腔命名为腹，复气的意思。血生成濡养灌溉身体，在内濡养五脏六腑，在外生成身体的皮肉筋骨脉。血易灌溉而难回收，靠阳明阖之作用回收，血气不回收则无所止息生萎病，身体四肢无血气以养，出现肌无力或渐冻症等。

胃腐熟水谷化气受大肠挤压化津而出，津出胃肠进入腹腔化气而升腾，血气进入肺脏储存而生魄，肺脏输出血气生成身体周身之皮，皮下津气合入手阳明经脉化津回流下流于腹腔与下肢，下肢出口叫下合穴、上巨虚（上之津下合于下肢的出口）。津在腹腔下肢遇热化气而升腾，复气而循环于身，津流而能行，固护肌表，充肌肉腠理，津与气共同协调制衡身体的温度。气多津少则体温升高，津多气少则体温下降。津外泄身体皮肤过多则津脱，体温上升不断脱津于外，则身体解㑊。

胃腐熟水谷化气，受小肠挤压化液而出，液出胃肠进入腹腔化气而升腾，液气进入心脏储存而生神，心脏输出液气生成身体周身之脉，脉中液气合入手太阳经脉化液回流下流于腹腔与下肢，下肢出口叫下合穴、下巨虚（上之液下合于下肢的出口）。液在腹腔下肢遇热化气而升腾，复气而循环于身。液从脉中输泄出脉外，流而不行，穿梭渗透于皮肉筋骨脉之间，濡养生成身体的皮肉筋骨脉。液中偏清类，渗渍淳化而为筋，偏浊类固化消降而为骨，液濡润筋骨，令筋骨运作滑利而不粗糙。液注于骨而生髓成脑，液储存于脑髓，则身体轻盈流利，动作灵活聪敏。

胃腐熟水谷化气，受膀胱挤压化精而出，精出胃肠进入腹腔化气而升腾，精气进入肾脏储存而生志，肾脏输出精气生成身体周身之骨与髓，肾中精气合入足太阳经脉化精回流下流于腹腔与下肢，下肢出口叫下合穴、委中（上之精下合于下肢的出口）。精在腹腔下肢遇热化气而升腾，复气而循环于身。肾气满溢则精满，精满储存于精囊、骨髓，精囊出精可用于繁衍后代，骨髓受足少阳脉挤压可化气而升腾，如足少阳脉挤压过度，则皮肤毛孔大开，精化为津，津汗大泄，体温升高，出现解㑊或白血病类病。

　　胃腐熟水谷化气，受胆挤压化水而出，水出胃肠进入腹腔化气升腾，水气进入肝脏储存而生魂，肝脏输出水气生成身体周身之筋与爪甲，筋气合入足少阳经脉化水回流下流于腹腔与下肢，下肢出口叫下合穴、阳陵泉（上之水气下合于下肢的出口）。水在腹腔下肢遇热化气而升腾，复气而循环于身。肝藏气而行令，令身体可以感受外界之变化而随机调整。肝气输出，守持身体阴之阖入，令生成皮肉筋骨脉的边界清晰，至绝而归。

　　胃腐熟水谷化气，受三焦挤压化水而出，水出胃肠进入腹腔三焦化气升腾，水气进入胸腔储存于胸腔而生心包，心包藏输出水气布散身体之空，令身体留空缝隙通畅易流，气撑开身体空间，空间之气合入手少阳经脉化水回流下流于腹腔与下肢，下肢出口叫下合穴、委阳（空间之水气下合于下肢的出口）。水在腹腔下肢遇热化气而升腾，复气而循环于身。心包三焦主一身之空，行化气布散于空，令空气满而行畅。空间气道不畅，气循环失常，身体容易尿少而癃。空间水道不畅，水循环失常，身体容易无尿而闭。

　　津受大肠挤压而入身，化气升腾于上，上合入手阳明，下合入下合穴，合于津。津之有余不足，下合上巨虚，津之守藏制衡也。津积聚于身不行化，容易出现口干、便秘等不适。液受小肠挤压入身，化气升腾于上，上合入手太阳，下合入下合穴，合于液。液之有余不足，下合下巨虚，液之守藏制衡也。液积聚于身不行化，容易出现拉肚子、烂便多等不适。水受三焦挤压入身，化气升腾于上，上合入手少阳，下合入下合穴，合于水。水之有余不足，下合于委阳，水之守藏制衡也。水积聚于身不行化，容易出现尿酸高、尿毒症等不适。

　　津气为阳，液精水为阴，血居中而输布全身。阴阳气血津精液皆为一气周流的产物，气至阳而为津气，气至阴而为液精血水，因气的高低不同，叫法不同。气之高低，生成五脏不同，上气居上，生成身体之心。下气居下为水，生成身体之肾。气之由下而上从左升产生左气，左气居左，生成身体之肝。气之由上而下从右降产生右气，右气居右，生成身体之肺。上下左右之气而持中，中气居中，生成身体之脾。心气居于上，化液气下流于身。肾气居于下，化精气上腾于身。肝气居于左，化风气左升上流于身。肺气居于右，化津气右降下流于身。脾气居中，化血气周循于身。

身体表里不同，因气之高低刚柔不同，而生成人体的皮肉筋骨脉。皮居于表，受津气而生，聚津气化津下流回流于身。骨居于里，受精气液之浊气而生，聚精气藏精化气而升腾。肉居于中，受血气而生，斡旋于中，左升右降，居中为墙，保护身体免受外界邪气的伤害。筋居骨上肉下，受液之清气以生，行身之令，令身体对外界感应作出自然反应。脉穿梭于皮肉筋骨之间，受液以生，壅塞血入脉，行化身体上下左右而灌溉于身。

胆受身体水化气升腾而成，大肠受身体津化气升腾而成，小肠受身体液化气升腾而成，胃受身体血化气升腾而生，膀胱受身体精化气升腾而成，三焦受身体水化气升腾而成。气之高低内外不同，流行于身体不同部位，其叫法不同，生成身体之物也不同。故肝与胆相表里，肝合筋居里。肺与大肠相表里，肺合皮居外。心与小肠相表里，心合脉居上。肾与膀胱相表里，肾合骨居下。脾与胃相表里，脾合肉居中。

六腑在体内受纳水谷，运化水谷精微出腹腔进入五脏，产生阴阳气血津液精水循环于身，此类有形之物皆为身体无形之气的变现，一气周流，循环不息，而生万物。五脏，受六腑产生的水谷精微物质而藏，五脏输出所藏之精微物质生成身体的皮肉筋骨脉，生成身体的六腑五脏之形，五脏之气输出，入通于九窍，九窍开阖作用于身。身体无形之经脉运作，连接身体有形之物，串通行化濡养身体游行之物，维持身体有形之物的更新换代。六腑运化物而入身，五脏藏精气而守持。

东方之物或形，因东方成"天地人"三气而立东方之形。南方之物或形，因南方成"天地人"三气而立南方之形。西方之物或形，因西方成"天地人"三气而立西方之形。北方之物或形，因北方成"天地人"三气而立北方之形。中央之物或形，因中央成"天地人"三气而立中央之形。

水气周循于身，受皮肤毛孔、肛门、口腔鼻子挡固于身内。大肠关门不紧，屎多气随屎出身，体内气不足，则腹腔胸腔气不足，胸腔、腹腔空间无气以成，经脉之道狭窄而不畅通，经脉脉陷而堵塞，经脉行化失常，百病丛生。大肠关门紧，少屎气留于身，体内气充足，腹腔胸腔气充足，身体经脉脉道有气支撑而畅通，经脉正常运转生化身体的皮肉筋骨脉，促进新陈代谢，人就能健康长寿。毛孔关门不紧，气漏泄出身或化汗出身，身内气不足，经脉之道狭窄而不行化。毛孔关门过紧，气留身多，气有余则身体发热，体内阳多而阴少，人高热发烧不退，气出则退。同理，对于虚弱气不足之人，紧闭口腔，少言多静，气容易蓄积而行于身内。对于体质实强气足之人，可以多言躁动，打开口腔，加速身体气之漏泄。

身体之气多，气不外泄，留身之热多，身体容易体温偏高而亢奋，人躁动不易入睡。体内热多、气多，津液血水阴少，人容易口干舌燥、皮肤干燥、口舌生疮、鼻肿痛等。身体之气不足，气外泄较多，留身之热少，身体容易体温偏低而萎靡、喜静少言、嗜睡、疲劳乏力。体内津液血水阴多而阳少，人容易怕冷、怕风、水肿、腰痛、四肢冰冷、精力不佳等。

体内水气循环，上以成天、成外生阳，上肢为气的延伸。气输出至腕而扩散，至指而分流，形成手腕与手指。水输出至踝而扩散，至趾而分流，形成足踝与足趾。气输出多则上肢长而粗大，气输出少则下肢短而细小。下以成地、成里生阴，下肢为水的延伸。水输出多，则下肢长而粗大，水输出少则下肢短而细小。气分三阴三阳，水分三阴三阳。故上肢分三阴三阳，下肢也分三阴三阳。三阴三阳具体作用前面有所论述，参看即可。人身体分上下、表里、内外，上气居上往下搏入，下气居下往上搏出，中气居中守持于中，上下相搏、高下相召而生万物。里气居里往外搏出，表气居表往内搏入，中气居中守持于中，表里相搏，内外相召，而生万物。万物皆因相搏而产生，也因相搏制衡而动输于体内。万物不相搏，气解散而各行其道，复归于无物无象。头腔有水气交流循环，胸腔有水气交流循环，腹腔有水气交流循环，四肢有水气交流循环。腹腔所有气积聚于肝乃越膈而上，胸腔所有水积聚于肺乃过膈而下，上下水气循环互通有无，上下若一，表里若一，内外若一。

气上通于七窍，水下通于前后二阴两窍。五脏六腑精气上输于目而成目，肝气调控身体目的运作。肾气上输于耳而成耳，肾气调控身体耳的运作。肺气上输于鼻而成鼻，肺气调控身体鼻的运作。心气、脾气上输于舌而成舌，心气脾气调控身体舌的运作。脾气上输于口腔唇而生成口腔唇，脾气调控身体口腔唇的运作。肾中水通于前后二阴，肾调控前后二阴的开阖动作。

气上行，由膺入颈，颈之气道叫膺，颈靠膺而承载。气由胸腔入腋走手，手之气道为腋，手靠液而承载。肩挡固胸腔，气入胸腔而存，叫气海。气可以往上肢分流，也可以行膺走颈，往颈分流。气不能出上肢，必上行颈头之量增加，气不能上行颈头，必行于上肢量增加，身体平衡，气至头至手之量自然守恒而平衡。气见缝就钻，遇空就入，气无处不行化，无处不分布，气至则物可持续，气不至则物衰老而竭，气的流通循环，形成身体无形之经脉。

气在身体内随道运行的过程，也叫气行化的过程，在身体内随经脉之道流通循行的物质都可以称为气。津在身体内随道运行的过程，也叫气行化的过程。液在身体内随道运行的过程，也叫气行化的过程。血在身体内随道运行的过程，也叫气行化的过程。精在身体内随道运行的过程，也叫气行化的过程。水在身体内随道运行的过程，也叫气行化的过程。卫气在身体内随道运行的过程，也叫气行化的过程。营气、营血在身体内随道运行的过程，也叫气行化的过程。

气从左升，人一般都会左耳目明于右耳目，身体（东南）天气充足的缘故。水从右降，右手足比左手足好用，这是身体（西北）地气充足的缘故。气充足于左耳目，水充足于右手足，此即自然形成之势、自然形成之用。五脏之气可以游行出入于所在经脉末端皮肤毫毛而归之，谓之气实。五脏之气不能游行出入于所在经脉末端皮肤毫毛，而游荡佚散于体内的其他空间，谓之气虚。阴实而阳虚，阳实而阴虚，脏实而腑虚，腑实而脏虚，身体自然呈现出动态的规律。

脏与经脉皆为藏气之所，气藏于脏而归于无形之隐态，气出入于经脉而生化有形之形质，亦可为储纳五脏输布出气之所。

　　因气清浊寒热各不同，在身体所处空间不同，分层界面不同，在其所在位置则为正气，不在其所在位置则为邪气。气在其位则体内缝隙留空自然流通循环，不在其位则寒热清浊影响气的留空自然循环状态。本该敞开的变为紧闭，本该紧闭收紧的变为宽敞流通。寒则收引凝滞，热则膨胀敞开，这是自然本该呈现的客观规律。清浊不得其位，清气居浊位，浊气居清位，人体阴阳颠倒，就会寒热失衡、表里不通。清居清位可以降气化浊，浊居浊位可以升腾化气，如此才能上下内外表里守衡若一，一气周流，循环不息。

　　几乎所有书籍都在论述身体生病的状态，只有《黄帝内经》在陈述身体的生理状态，理解身体的生理，需要集中精力到身体经脉运作里去，彻底弄明白了身体无形经脉之道的运作，才能知道身体出现病理状态时如何才能将之调回平衡无病的生理状态。身体经脉之道，陈述的是水谷入胃化气，因气之高低、刚柔、清浊不同而各行其道，在不同层面形成身体运作大循环，生成身体不同层面的有形之物。观察身体五脏六腑、皮肉筋骨脉所在的位置，思考它的功能作用得失成败，就可以知道其在身体里面的作用。把有形之身体融入无形的生化运作之中，把无形之经脉合入有形之身体，就可以做到思外揣内，见微知著，索本求源。人活着就是修真保命的过程，扎实弄懂人体无形经脉之道的运作，将其烙入自己的脑海，融入自己的血液，随经脉流行于身，磨入自身，养生便有依据可参，调理治疗便有路可循。

疾病的分析

失衡的身体

分析完身体的生理状态、运作状态，我们接下来分析身体的病理状态。是什么原因导致人生病的？人生病是怎么开始的？又是如何一步步入深的？生病之后会有哪些异常表现？生病的内在病因是什么？这些问题都可以在经脉运行的基础之上，逐步分析阐述清晰。

水谷入胃化气，气行化于身，左气上行，右气下行，下气上行，上气下行，中气上下升降运行，是谓生命之常态。如果身之气运行不对称，身体就会倾斜，是谓病。气未到边界而回，或越过边界而张，身体都会生病。产生未至绝而回、至绝而不回的各种病。

病的形式有以下多种，气左行输出而不得出陷于下，致气有余于下，不足于外。气左行输出太过，至绝而不归，有余于外。气右降输出不及，致气逆上而不得下，不足于里。气右降输出太过，至气陷下而不得上，不足于外。下气上行输出不及而陷下，致气有余于下，不足于上。下气上行输出太过，至绝而不降下，气有余于上。上气下行输出不及而逆上，致气有余于上，不足于下。上气下行输出太过，至里而回升，气有余于下，不足于上。中气斡旋于中，能升不能降，气有余于上，不足于下。能降不能升，气有余于下，不足于上。气的上下左右布散不均匀，局部气多与气少，久而久之，身倾斜而病。此时人未必有症状，倾斜日久，身体开始出现症状，这是病入深之征兆，恢复身之正，立正身，症状自然消失。

身体分为左右上下中，故身体有左气、右气、上气、下气、中气。常人左气、右气互压相搏而平衡；上气、下气互压相搏而平衡；中气斡旋于中，升降出入左右上下之气。中气如天平的中点，左右不衡，气为之倾斜。如人左气有余，则筋寒而筋挛缩，继续补进左气，必然使人挛缩而不能动；人左气不足，则筋热而筋纵弛，继续泻左气必然使身体不能持衡，不能正立，身体出现解㑊。人右气有余，则皮粗糙而厚，继续补进右气，则热不得散而发热；人右气不足，则皮滑而薄，继续泻右气，则身冷而咳喘。人中气有余，继续补进则人肌肉粗壮而大打结以致疼痛，人容易癫狂；中气不足，四肢无力不用，如果再泻肉气，其人必然更加无力。

水谷入胃化气水入身，水化气升腾于上，行化于外，出身为阳。气化水回归于下，行化于内，入身为阴。留身之水多气多、水少气少、水多气少、水少气多是谓病。气水分布均匀，不多不少，适留于身为常态。水谷入胃化阴阳气血精津液水入身，阴阳气血精津液水能运化畅通于身，为常态。不能运化畅通于身，留身局部，局部有形之物质增加或减少，是谓病。

身体游走之气，或合入皮，或合入脉，或合入肉，或合入筋，或合入骨。同其气曰益，异其气曰损，益肉之气损骨，益骨之气损脉，益脉之气损皮，益皮之气损筋，益筋之气损肉。时立而气布，气行而生身，生成身体皮肉筋骨脉之气因时而盛，因时而衰。肉盛时补长肉之食物是谓病，肉衰时补衰肉之食物是谓病。筋盛时补长筋之食物是谓病，筋衰时补衰筋之食物是谓病。脉盛时补进长脉之食物是谓病，脉衰时补衰脉之食物是谓病。骨盛时补进长骨之食物是谓病，骨衰时补衰骨之食物是谓病。皮盛时补进长皮之食物是谓病，皮衰时补进衰皮之食物是谓病。

身体是个自然的感应体，对不同环境区域可以做出不同的协调反应。身体受六淫邪气影响后，十二经脉则不能运行如常，部分经脉受邪气出现厥逆而虚，部分经脉受邪气出现输出而实，是谓病。身体是个纳气的容器，有空间就有气血流通于内，当身体空间被来自体外无形的能量入侵占据，气血不能畅通于这个空间，气血不能正常行化这个空间，是谓病。

病的原因有很多，不管哪个原因，终究是影响体内的正常能量循环，令体内能量此多彼少，此少彼多，令能量强者更强，弱者更弱，是谓病。

对于大部分人而言，生病意味着身体出现某些不舒服的症状，症状显现就叫病。下面我们从体内无形之经脉运行的角度，诠释众所周知的疾病后面的病因，以及这些疾病与五脏六腑、十二经脉的关系，从而真正认识疾病的根源，使我们能正确地从无形经脉之道去分析我们生病的原因，不至于见头痛就治头，见脚痛就治脚，能够从根源上去化解症状，达到治未病的目的。

肺手太阴之脉与疾病的关系

《灵枢·经脉》："是动则病肺胀满，膨膨而喘咳，缺盆中痛，甚则交两手而瞀，此为臂厥。是主肺所生病者，咳，上气喘渴，烦心胸满，臑臂内前廉痛厥，掌中热。气盛有余，则肩背痛，风寒，汗出中风，小便数而欠。气虚则肩背痛寒，少气不足以息，溺色变。"

是动则病，陈述的是经脉有邪气入侵。邪气与真气同在经脉运行，令经脉不能正常循行流动，不动的经脉开始动起来，动的经脉异常躁动。如自然中的河水，风平浪静时在静静地流淌，狂风暴雨时，河水涌动，水溢出河堤，从而导致了水灾等。水突然满溢而躁动，与人经脉突然躁动，情况类似，皆因外界有另一股能量在干扰。人起居穿衣不衡，邪气由外而内入侵十二经，就容易出现经脉异动的问题。具体路线从孙脉到络脉，再到经脉、输脉、伏冲之脉、膂筋、肠胃、募原、六腑、五脏，最后到膏肓，这是属于由外而内出现问题。厥，脉气欲输出，受邪气阻拦不得输出而回流。

经脉受饮食水谷、情绪等影响而出现精气输送不衡的现象。经脉所主病就是经脉的作用，属于由内而外出现问题。经脉路线在循行过程中，生长化收藏出现故障也会出现症状。经脉自身有余不足也会出现不同的症状。

手太阴脉循行路线与肺脏相连，肺脏守藏精气，通过手太阴脉输送精气至手大拇指末端。水谷入胃化津出胃，津化气升腾入肺而藏，肺输布津行化周身之皮下肉上。手太阴脉受邪气入侵，致肺中藏气不能随手太阴脉输布至末端，随膺入颈上头，肺藏气有余，搏出有力，不得输出行化，故出现肺气满溢而胀、咳嗽喘气、缺盆中疼痛，常见于支气管炎、支气管肺炎、链球菌肺炎、支原体肺炎等。气满于胸，两手相交，气不从上肢出，冲头下行，两眼受气冲击发胀过度而昏花。很多小孩子容易感染支原体肺炎而反复咳喘，时间久后并发过敏性咳嗽（也叫变异性哮喘）以及哮喘等病，一般医生会用解痉平喘药、抗过敏药、增强免疫力药、抗生素以及激素等，如顺尔宁、地塞米松雾化剂、布地奈德气雾剂、匹多莫德分散片、阿奇霉素等，这是因为阿奇霉素等抗生素针对病原病菌，激素消炎降低免疫力以及炎症反应，布地奈德气雾剂舒张支气管，令支气管不会痉挛抽紧，缓解呼吸困难、胸闷、咳喘等。这些药物用下去，短期内症状很快就被控制改善或消失，但从长远来看，应用这些药物并不能真正去除蓄积在体内的垃圾，反而令垃圾不断填压蓄积于肺部。身体支气管痉挛，目的是防止病毒、细菌以及它们所携带的分泌物进入支气管肺内，用该类药物后，支气管舒张开滑，垃圾可以直接入侵堆积到肺脏内填压，并不只是表面看到支气管舒张后可以促进排痰排肺中分泌物改善不适症状的现象。使用该类药物，患者容易出现症状反复，最后该类患者容易被诊断为哮喘或者变异性哮喘等，其原因就是舒张支气管，用激素降低身体免疫力等引发邪气入脏的演变，邪气入脏，肺脏会传递邪气到其他四脏，变生他病等。邪气入脏不得外出，自然会出现反复发热、咳喘、胸闷、呼吸困难等不适症状，这也是孩子总是反复得支原体肺炎，最后却并非过敏性咳嗽、变异性哮喘、哮喘的深层原因。

一般孩子生病，无非就是流鼻涕、打喷嚏、鼻塞、发热、咳嗽、便秘、胃口差等不适，因为发热，家长倍加紧张，恨不得赶紧用美林、泰诺林等退热，大部分孩子使用美林、泰诺林退热都容易出现反复，到下午晚上夜间就发热反复，甚至最后高热不退，没招了只能去输液吊针。孩子发热，要么受了风寒邪气，要么食积便秘，这都无非是喂养不当所引发的问题，只需要因势利导就可以化解，并不是特别困难的问题。但大部分家长因不太了解孩子生病的原因，见发热就只想着退热，结果却反而导致症状缠绵反复，发热后出现咳嗽反反复复。孩子胃口差，便秘，睡眠差，烦躁暴躁，湿疹反复，舌苔剥脱，能吃不长肉等，这些症状皆为处理不当引发的邪气所留后遗症，也是垃圾堆积在体内得不到外排出现的问题。

水谷入胃化气不衡，致肺左右藏气不衡而咳嗽。左右藏气不平，气随膺上咽喉，故上气、咳嗽喘气。气不得随手太阴脉输出至大拇指末，散热化气为津，津不足则口渴。肺藏气满溢，气溢于胸中，致胸中气满，驰动熏蒸心脏则心烦。气源源不断由胃肠产生，肺脏不能将气输布出去，胸中气满则胸满。手太阴脉循行经过肩、上臂、前臂内侧前面边缘等路线，肺藏气不衡，气不能正常输布手太阴脉，故出现该循行路线上的肩、上臂、前臂等部位疼痛不适，还出现气未至手大拇指末端而回流肺脏之厥证。气不能至四末散热为津，津流而能行，流动速度较快，津少而不足，行化失常，故掌中热。

大肠关门紧闭，大肠挤压入腹腔气多，上至胸腔肺脏守持气多，肺守藏气满，输出至大拇指末有余，化汗越皮肤而去，毛孔大开，气从身泄，出现出汗怕冷怕风，受风寒后流黄稠鼻涕、打喷嚏、鼻塞、鼻刺痒、眼睛痒、额头颜面部干燥发红、头发变白等不适。肺藏气有余于胸腔，胸腔撑胀，出现肩背疼痛等不适。腹腔受气满，气有余生热，膀胱异常受热化气出则出现尿频尿急，欲疏散肠胃外之气。气满于身，需动作往外伸张促进气的舒张，故出现人伸懒腰打哈欠等动作，欲疏散肠胃内之气。肺藏气有余，肺气憋闷胸中不得输出，容易出现肺炎、肺结节、肺脓肿、肺气肿、肺心病、肺癌等问题。

大肠关门不紧，腠理发泄过快，大肠挤压入腹腔气少，上至胸腔肺脏守持气少，肺藏气不足而虚，输出至大拇指末端及鼻窍的气不足，身体气少而相对津多，阴多而阳少，易出现肩背发凉发冷、鼻塞、流清白鼻涕。气不足，空间缩进，少气以撑，经脉不畅，故经脉循行路线部位易出现疼痛。腹腔气少，气循环流通力弱，窍道不能为气所撑开，体内热不足而津相对较多，易出现尿清长而浑浊。肺藏气不足，人体容易出现肺炎、肺气肿、慢阻肺、支扩、肺心病、肺纤维化等问题。

这里我们要留意从腹腔所出之气入胸腔，分成两条路行化。一条从胸腔循膺进入头颈，叫宗气之通道；一条从胸腔循腋入上肢，在指末积聚逆而上头，汇聚于头再往足走。在中脘处，可以调整宗气的高低有余不足。在云门处，可以调整肺气的浮沉有余不足。若病人气逆，老觉得有气冲上喉咙，可以取中脘穴调理。若病人容易胸闷咳喘，可以取云门穴调理。

病例一

2019 年春，一宝妈带孩子过来咨询，为何她儿子总是反反复复地咳嗽，经常反复发热，每次发热后要么伴随干咳，要么咳喘、呼吸困难。我跟宝妈说这种情况对于婴幼儿或 7 岁以前孩童并不少见。孩子可能吹风受寒了，风寒邪气随着肺手太阴之脉入肺脏引发发热、咳喘。邪气入该脉，初期一般以流鼻涕、打喷嚏、鼻塞、发热为主，因父母着急给孩子退热，往往会用一些强力发汗的退热药，这些药物主要机理是强力把毛孔打开，暂时出现出汗，体内热量随汗出体外而暂时退热，短时间内发热反复，往往要折腾数天后，热退。大部分孩子热退后，伴随出现咳嗽、咳喘、便秘、胃口差等问题。深层机理是邪气刚入皮毛，机体出现发热的对抗反应，强力发汗并没有驱赶邪气外出，相反引发出汗而降低人体的正气，正气不足以抵抗浅层邪气时，风寒邪气随之入深，进入体内经脉、肺脏，引发支气管炎、肺炎对应的干咳、咳喘等问题。遇到这种情况，处理并不复杂，肺手太阴之脉与大肠手阳明之脉具有平衡身体温度的作用，肺手太阴之脉通畅，毛孔开阖自然正常，只需要调理疏通肺手太阴之脉，就可以让邪气自然离开体内。一般小孩子，肺手太阴之脉循行路线上的皮肉筋骨脉还没完全僵硬，可以通过捏肺手太阴之脉在前臂的循行路线上的皮肉筋骨脉，令发硬的肉稍微柔软一些，皮肉筋骨脉的空间变大一些，正气至则风寒邪气自然会被排出体外。如果风寒邪气长期入体，积压于体内，容易引发过敏性鼻炎、过敏性咳喘、变异性哮喘、哮喘等深层的肺脏问题，表病不解除变生里病，经脉问题不解除变生六腑五脏问题，这是大部分人在不了解身体时容易犯下对身体的伤害错误。

病例二

2020 年的冬天，一老人由家属搀扶前来咨询，说老人近期走路都咳喘、呼吸困难，夜间小便次数多。老人自诉服用解痉药、激素药，外用喷雾剂可以缓解，但断不了根，且近期症状逐渐加重。详细询问后，得知老人小时候就容易反复发热、咳喘，青壮年后不容易发热，但有容易反复流鼻涕、打喷嚏等症状（过敏性鼻炎），还有吃煎炸食物容易发生咳喘，每次生病后都会咳喘一段时间，随着年龄增长，发作频率逐年递增。这个老人，相比前面那个小孩，就没那么幸运了。前面那个小孩，在其父母明白了发病原理后，主动学习如何疏通肺手太阴之脉的方法，按照疏通经脉方法处理后，孩子的问题就很少再出现了，偶尔有不舒服也能随时自行给孩子进行调理。这位老人的问题，病因是孩童时期留下的病根，一个肺手太阴之脉受了邪气，没处理好，邪气随肺手太阴之脉进入肺脏，肺脏再将邪气传递给肾脏，引发了五脏的问题。对应现代医学叫过敏性哮喘引发的老年性肺气肿，此时邪气已经深入五脏，不仅要疏通肺手太阴之脉、肾足少阴之脉，还得通过吃增强正气的食物，增加五脏六腑的正气，撑开五脏六腑所在的膏肓空间，一边增大身体空间，一边补充空间的正气，正气才会渗透将肺脏、肾脏里的邪气驱赶出体外，才有机会恢复体内的平衡。此病应了古语，伤风不醒变成痨。

大肠手阳明之脉与疾病的关系

《灵枢·经脉》："是动则病齿痛颈肿。是主津所生病者，目黄口干，鼽衄，喉痹，肩前臑痛，大指次指痛不用。气有余则当脉所过者热肿，虚则寒栗不复。"

水谷入胃化气，受大肠挤压出气入腹腔，腹腔络脉吸收化气升腾入肺，肺藏气输布气至上肢大拇指末端，气积聚于大拇指末端，逆流上头而行化。气从大拇指分流进入食指，合入手阳明脉，手阳明脉消降气为津，行化于手阳明脉。手阳明脉受邪气入侵，影响津的正常行化，积聚于颈部，引发颈肿，类似甲状腺囊肿、甲状腺结节、腮腺炎等，可以在颈部甲状腺旁触及囊泡或结节，可以看到脸颊侧肿起发烫等。津不行化，手阳明脉热不得消降散解，出现下齿疼痛。

手阳明脉气充皮肤，温肌肉，手阳明脉气多津少，气不消降为津行化于手阳明脉，气至皮肤越皮肤化汗而出，津不能守持，津少热多出现眼睛黄、口干。气奔驰张扬不息，鼻中气有余而津少，津气不相为衡而流鼻血、鼻干。喉痹，喉中痒，喉中有异物感，如声带息肉、声带结节、咽喉癌等，风寒湿三气夹杂于手阳明脉，致津积聚于喉不行化而成有形之结或异物。手阳明脉行化异常，其循行所过之处容易出现疼痛，如肩前、上臂疼痛、肩周炎疼痛、大拇指食指疼痛等，严重时活动不灵活。

肺主气，大肠主津液，大肠挤压出津液入腹腔化气升腾储存于肺脏，气为阳，令身体温度升高，津液为阴，令身体温度下降，肺与大肠共同协作调节身体的温度。皮肤挡固体表，开阖毛孔，协作调节身体的温度。当皮肤毛孔紧闭，大肠关门紧实，则体内气多，气有余则手阳明脉气多津少，气化热灼伤循行路线上组织，则局部容易出现肿胀，如肠息肉等。皮肤毛孔大开，汗多或散热速度快，大肠关门不紧，体内气少，气不足则手阳明脉气少相对津多，津留身则温度下降，身体容易发冷、怕冷，身体虚弱不容易恢复。如产后风、产后出汗多。在大手术时气从刀口泄露后或大出血之后，也容易出现这种情况。

手太阴脉生病，手太阴脉受至清之气，未分化至清之气生化成皮而生病，属于阴未出阳，还在气态。手阳明脉生病，是皮挡固至清之气消降为津，津未能随手阳明脉输布行化全身而成病，属于阳未归阴，已聚气转化为津态，津输布行化异常。气即是津，津即是气，气由里而出表，至表而为津，津由表入里，归里聚而化气升腾。气多不能化津行化，津多不能化气行化，阴阳转化故障，就容易出现症状。

气积聚于皮下，越积越厚，逐渐转化为津去行化身体，气不能转化为津，则体内容易气胀。气转化为津速度过快，则体内气不足而皮陷、气陷、窍陷、脏腑陷。气从胃肠道源源不断产生入腹腔，气在皮下化津能力决定循环状态。

病例一

2019 年冬，我的朋友带他儿子来我家里玩，吃饭时，他得追着孩子喂饭，孩子躲着不愿意吃饭。朋友说起这孩子已经有两个多月不爱吃饭，从上次发热、咳嗽好了之后胃口就变差了。仔细询问后找到了问题的根源，原来这孩子两个多月前大便还非常通畅，胃口非常好，但在随后的一次高热、咳嗽之后，大便就变得一个星期才拉一次了。大便归大肠管，粪便排不出体外，蓄积在大肠内导致大肠空间变窄，大肠又与小肠胃相连，小肠胃中消化分解后的糟粕不能顺畅地进入大肠，自然会导致胃小肠、大肠气不通畅，引发胃胀、腹胀、食欲差等问题，中医叫积食。为何好好的一个孩子，会突然大肠运作失常以致积食而不想吃东西呢？问题根源就在于两个多月前的高热、咳嗽。大部分父母在处理高热问题时，都是用强效发汗药。人体出汗后，体内能循环流通的津液减少，大肠主津所生病，大肠津随汗被排出体外，肠内津自然不足，肠内粪便没有津去濡润，当然容易堆积在大肠内。此外，高热、咳喘，体内邪气入肺，肺将邪气赶入与之相表里的大肠，大肠也成了邪气的蓄积点。搞清楚问题在哪里，处理起来就很容易了。我教我朋友如何给孩子疏通大肠手阳明之脉，并给孩子吃适合他体质的食物。第二天上午，孩子拉了好多羊矢状、短条状大便，接着就开始说饿，想吃东西了。

病例二

2020 年冬，一个青壮年人前来咨询，说自己慢性咽喉炎，经常感觉喉咙有异物感，总是想清嗓子，吃上火食物就容易喉咙痛，问我该怎么办？仔细询问后，得知该人便秘有几年了，大便经常几天排一次，且大便量不多，但吃的量却还不少。吃的多排的少，大肠内的屎自然会堆积、发臭、硬结。人体的咽部与食道、胃、小肠、大肠相连接，大肠中的臭屎排不出体外，臭气自然上冲于胃咽，咽部被毒气熏蒸，怎么可能会舒服呢？想像家里厕所下水道堵塞了，大家就可以理解这个道理。大肠相当于厕所的下水道，下水道不通，整个厕所屋子都会臭熏熏，大肠不通，胃肠咽部自然也受灾，往往这种人夹杂口臭的问题，特别是早上起来嘴巴味道特别大。听我这么一说，这个青壮年人就明白慢性咽喉炎的原因了。他说几年前因为工作应酬需求，有一段时间经常跟朋友出去吃烧烤、喝啤酒，从那段时间以后，这个问题就存在，一直持续至今。原因讲到了他心坎里，便询问我怎么处理。方法同前，教他怎么疏通大肠手阳明之脉，并注意饮食，起码不吃辛辣、煎炸、烧烤食物。一段时间后，发信息跟我报喜，说问题已经得到了解决。

胃足阳明之脉与疾病的关系

《灵枢·经脉》："是动则病洒洒振寒，善呻数欠，颜黑，病至则恶人与火，闻木声则惕然而惊，心欲动，独闭户塞牖而处，甚则欲上高而歌，弃衣而走，贲向腹胀，是为骭厥。是主血所生病者，狂疟，温淫汗出，鼽衄，口喝唇胗，颈肿喉痹，大腹水肿，膝髌肿痛，循膺、乳、气街、股、伏兔、骭外廉、足跗上皆痛，中指不用。气盛则身以前皆热，其有余于胃，则消谷善饥，溺色黄。气不足则身以前皆寒栗，胃中寒则胀满。"

胃为水谷之海，气血从胃出，胃与足阳明脉相连，足阳明脉行化气血，为多气、多血之经脉。胃挤压血气出胃肠道入腹腔内，受热化气而升腾。血者，神气也，血中藏神。精者，营卫气也，包含营气与卫气，营气行脉中，卫气行脉外，相伴而行，如环无端。精气、神气同出而异名，状态不同，一气所化。营阴出胃肠外进入脾脏，脾通过足太阴脉输出营阴生成周身之肉，肉气合入足阳明脉消降化气为血，血随脉行化于周身，血随足阳明脉行化至足趾。

足太阴脉输出气血生成周身之形，足阳明脉挡固其外收阖其气入里，足太阴脉起到开阴的作用，足阳明脉起到收阖的作用，收阖之气与输出之气不衡则生病。足阳明脉收阖过急，足太阴脉不能快速输出，脾脏气不足而虚。脾虚者无力输出营阴至四肢，四肢失养而不用，如渐冻症、重症肌无力等。足阳明脉收阖过缓，足太阴脉快速输出，易周身气胀满。营气虚则不仁（不仁为肢体麻木的意思），卫气虚则不用（不用为肢体不可用），营卫俱虚则不仁且不用，一切肢体不可用为卫气输布失常所致，一切肢体麻木，为营气输布失常所致，不仁且不用常见于中风后遗症。

胃肠道内热，水谷入胃，胃中温度过高，腐熟水谷速度快，则人容易出现食后饥饿，饭量大，消谷善饥之症，如甲亢，胃口好，能吃不长肉。胃中受寒，水谷腐熟速度慢，则人容易出现胃胀不消化、打嗝、嗳气等不适，如慢性胃炎、反流性胃炎等。体内发热，外受邪气足阳明脉收阖气入里失常，毛孔打开散热，寒入毛孔，则出现内热而外感觉冷的症状。足阳明脉收阖失常，气欲布身而不得布身，身体自然通过伸懒腰去舒张气，打哈欠去呼出气。胃中受热，热气熏蒸，消降为营阴去濡养头与脑，脑髓不足，则前额发黑，如脑萎缩引发的老年痴呆、阿尔茨海默病等。

足阳明脉为多气多血之脉，行化清而浊浊而清之气血，为居中之脉，属土。木胜土，足阳明脉运行失常，听到木属性的声音就会出现受惊感。胃阳明脉主一身之气的收阖，如收阖异常，有些气则会稽留身体某处。欲收不得收，血气不能顺其道，意为某处气动未定而乱。意不能定，意乱则思绪纷繁，杂念频生，此念未去，彼念即来，人有心烦意乱之感，且不想见人，想关起门窗自己独处，出现如抑郁症、焦虑症、自闭症等问题。气血停留于胃肠道内，不得输出至四肢去生化肉，气血奔驰张扬于头，头充血而狂躁，出现喜欢攀登高处、大声唱歌、不穿衣服到处走、腹胀、胃中作响的症状，如神经病、狂躁症、强迫症等。以上等不适，为足阳明脉受邪气，致胃中气血不得随足阳明脉行化于足，在小腿胫骨处即逆流而上引发的诸多症状，叫骭厥。

气血皆由胃肠产生，足阳明脉帮助胃输送气血，足阳明脉主血所出现的问题。比如贫血，胃腐熟水谷的能力减弱，生成气血异常，身体容易出现营血不足而贫血。足阳明脉为多气多血之脉，气血盛则体热，热入肌肉，则温淫肌肉，出现手足口病、幼儿急疹、急性湿疹、慢性湿疹、疱疹等问题。热入骨髓，蒸腾化气出表，则汗出臻臻。大热身体伤暑，暑热熏蒸身体，毛孔开阖异常，时冷时热，出现疟疾类症。气血充足，奔驰张扬于鼻，鼻中出血。内热浸淫日久，鼻中时有出血，易引发鼻咽癌，为鼻咽癌的前兆。足阳明脉受风邪侵扰，气血输布不均匀，脸部局部气血不足而失用，如面瘫口歪、面肌痉挛症、口舌不自主动作等。血不能正常生化为肉，停留在足阳明脉的唇周，出现唇周疱疹，如单纯性疱疹病（并非只是单纯疱疹病毒感染导致）。胃中受热，消谷善饥，气血不能随足阳明脉下行于趾而逆上留于颈，出现颈部肿大，如甲亢、大脖子病、急性喉头水肿、结节性甲状腺肿等病。喉痹，除与手阳明脉行化异常，津留止，还与足阳明脉血行化异常有关系，形成声带息肉、声带结节、咽喉癌等。脾虚，足太阴脉行化失常，不能为胃行其津液，足阳明脉行化胃气失常，胃中营阴留止于身，不能化气周循而为水，水积蓄出现腹部水肿，如肝硬化晚期腹水或肝癌晚期腹水等。足阳明脉行化路线，由头至足趾，不能正常行化，出现循行路线所过之处失养而膝关节髌骨处水肿疼痛，如退行性骨关节病、风湿性关节炎、痛风性关节炎、乳腺囊肿、乳腺脓肿、乳腺炎、乳腺增生、乳腺纤维瘤、乳腺癌、膺骨疼痛、胸腺瘤，以及气街囊肿疼痛、大腿肉发硬和胫骨肉、足背、足趾等部位疼痛，第二至四足趾不能用等。

大肠关门紧，体内气血盛，热充斥于身，身热胃中热，多食而易饥，津液受热而变黄，尿黄而少。足阳明脉行身前，身前皮肤触摸发热发烫。大肠关门不紧，屎粪多，气血越肛门而出，体内气血不充足，寒留于身，胃中寒而水谷腐熟消化慢，出现胃胀满不适，身前皮肤触摸发凉发冷。

病例一

2021 年夏，一中年男性前来问诊，说自己近期胃口差，一吃东西就胃胀、胃痛、反酸，问该怎么办。按理说一个中年男性，不应该胃口差、胃胀、胃痛，这个年纪的人一般都还是大胃王。详细询问后发现，该男子因工作原因，经常吃饭不规律，在外面送货，渴了就买冷的饮料喝，经常喝完饮料就不想吃东西，这个问题已经半年多。他来的时候刚好是夏天，已经无法忍受胃胀、胃痛之不适。胃与胃足阳明之脉相连接，经常吃冷的东西入胃，胃脉受寒而收引，胃中气血不得随胃足阳明之脉输送到四末，蓄积在胃中堵塞，引发的胃胀、胃痛问题。另外，寒邪冷邪进入胃脉，堵塞胃脉，胃怎么可能舒服呢？明白原理后，该男子开始询问要怎样做才能化解眼前的这些不适。胃的问题要处理好，时间会稍长一些，我先教这个男子用手去疏通胃足阳明之脉，告诉他要将胃脉上的堵塞点揉开，然后引导该男子吃适合他身体的食物，按次法做后相应问题在两个多月后消失了。

病例二

2012年秋，一女性前来问诊，说自己每个月来月经前都会感觉到乳房胀痛，胸闷憋得慌，去检查显示有乳腺增生，平时遇到一些不顺心事情很容易出现胸闷、发怒、紧张等不适，这问题困扰她几年了，问有没有好的办法可以解决。这是个情绪引发的经脉逆乱问题。胃足阳明之脉循行路线经过乳房，多思所想，思则气结，容易引起气血堆积在胃脉局部，如气血堆积在乳房，就容易引起乳腺增生、乳腺囊肿、乳腺纤维瘤、乳腺癌等问题。另外，发怒生气令气血上行，胃足阳明之脉乃下行之脉，生气令气血逆上，无法正常循经脉下行于脚趾，气血堆积在乳房引发乳腺增生。了解了引起乳腺增生的机理后，该女士也明白了自己乳腺增生的根源，说以后凡事会想开一些，少让自己陷入情绪之中。随后我还教了这位女士一些手法，让她回家自己去调通理顺自己的胃足阳明之脉。半年后她报信说来月经没再出现乳腺胀痛的问题了，问我是不是好了？我笑着回答，"继续保持，应该问题不大"。

脾足太阴之脉与疾病的关系

《灵枢·经脉》："是动则病舌本强，食则呕，胃脘痛，腹胀善噫，得后与气则快然如衰，身体皆重。是主脾所生病者，舌本痛，体不能动摇，食不下，烦心，心下急痛，溏瘕泄，水闭，黄疸，不能卧，强立，股膝内肿厥，足大指不用。"

足太阴脉与脾相连，为胃输布行化营阴至四肢，四肢得水谷之气生成皮肉筋骨脉。足太阴脉所运化之气为清而浊浊而清之湿黏之气，如我们春天见到的雾湿之气，水雾蒙蒙，弥漫于整个天空中，久久不能散去。胃受挤压而出这种雾气，雾气行化藏于脾且生成脾，肉也由这种雾气而生成。空气中雾湿之气高的地方，万物皆生。空气中雾湿之气低的地方，如沙漠，万物不多而死。雾湿之气主身之长生。雾湿之气积聚过多，身皆黏腻，雾湿之气积聚过少，身皆干燥。雾湿之气不能达以四肢润泽四肢，四肢皆瘦而干枯，类似渐冻人症、进行性肌营养不良症、多发性周围神经病变等。雾湿之气多而条达，则四肢肥厚粗壮。

足太阴脉行化雾湿之气，受邪气干扰后，不能正常行化，可以在足背跗阳脉摸到异动。人脑梗死、脑出血、中风后要么左侧肢体不能动，要么右侧肢体不能动，脾输出气至五脏不衡，身体左右上下四脏藏气不平衡，气输出失常不平衡。舌为大肉，舌失足太阴脉所养，舌头大僵硬，说话不清晰。水谷入胃化气，不得出脾至四脏，气在胃肠道内逆上而呕，常见于急性肠胃炎、完全性肠梗阻、急性阑尾炎无大便、胆道闭锁等。寒气入胃，寒气积蓄于胃下，胃气不能随足阳明脉行化，出现胃闷痛不适。寒气积蓄于胃下，胃肠内胃气不能下胃肠，逆上出现胃胀、腹胀、嗳气等不适，常见于反流性胃炎、慢性萎缩性胃炎、慢性胃炎等。气积蓄在胃肠内，不散布出胃肠外，驰动于胃肠内而胀，大便或放屁后气从肛门排出体外，胃肠内气暂时得到释放，压力减少而舒服。放屁出肛门外，是水谷精微运化未协调，不能从大肠内挤压出大肠外进入腹腔三焦行化于身为常，只能积蓄于胃肠内而排出胃肠外为屁。放屁多之人，体内气减少，胃肠内出脾行化四肢的气也减少，四肢皮肉筋骨脉失养而重，出现身体重而无力。足太阴脉本应受胃之气行化，因脾病不能受水谷之气，身体日衰。常见于慢性肠胃炎、慢性结肠炎、肠易激综合征、溃疡性结肠炎、克罗恩病等。

足太阴脉不能正常行化，雾湿之气留于肉中，肉中脉相互挤压而痛，出现舌体疼痛。身体靠气支撑而运作，足太阴脉行化气至肢体百节，气少不足以撑开身体百节，百节运作失常，则身体不能动作摇摆。气积蓄于腹腔内及胃肠内，不能输出至四末，在体内乱蹿，出现心烦、吃不下东西等症状。气满于胃肠，胃气胀起，胃上口饱满而顶膈，上焦气出于胃上口，上焦气剽悍滑利而急，顶膈引发心下急痛，常见于急性心肌梗死。胃肠气冷，不能正常化气出胃肠外，水谷精微化水屎出肛门而便溏、大便烂。体热，胃中受热，水大量化气升腾于体表，开泄毛孔，化汗而出，泄皮漏气；或热灼伤体表孙脉而出血，皮下渗血，常见于血小板减少性紫癜、过敏性紫癜等。足太阴脉不能行化身体之营阴，足少阴脉不能行化身体之水，阴不能藏精而起哑，留于腹中聚为死水，营阴为湿黏之气，令机体皮肉筋骨脉粘连而影响水道，令水道不通而渍，久之形成水闭。足太阴脉行化雾露之气，气不得输布生成身体之肉，停留身体显黄色病、黄疸；肾连足少阴脉，肾主全身水的输注分流，足少阴脉有所结而不通，令身体黄疸，常见于肝硬化腹水、肝癌晚期腹水、肾病综合征腹水等。足太阴脾输出营阴化气而出，令人精力充沛，足阳明脉挡固气消降化气为血，令阳气入阴而欲眠。足太阴脾输出之力大于足阳明胃脉消降之力，阳不得入阴而静，人会出现睡眠障碍、失眠等不适。胃气满溢，足太阴脉不能为胃行化津液，津液留于脉而出现大腿，膝盖肿胀，下肢直立不能弯曲，足大趾不听使唤。

足太阴脉生病，足太阴脉受清而浊浊而清之气，未分化清而浊浊而清之气生成肉而生病，属于阴未出阳，还在气态。足阳明脉生病，是肉挡固清而浊浊而清之气消降为血，血未能随足阳明脉输布行化全身而成病，属于阳未归阴，已聚气转化为血态，血输布行化异常。气即是血，血即是气，气由里而出表，至皮肉而为血，血由表入里，归里聚而化气升腾。气多不能化血行化，血多不能化气行化，阴阳转化故障，就容易出现症状。气积聚于皮下肉内，越积越厚，逐渐转化为血去行化身体，气不能转化为血，则体内容易气胀。气转化为血速度过快，则体内容易出现水多而黄疸水闭。

病例一

2021 年夏至，隔壁邻居一老人家来我家里咨询，说不知道怎么回事，自己的孙子连续三个月都出现急性肠胃炎，每次发作吃什么就吐什么，一天拉肚子拉10多次，用蒙脱石粉、双歧杆菌等效果不好，非得找中医开中药才能解决，不知如何是好？最主要是反复发作了几次。仔细询问后，才发现老人家因碍不过孙子的哭闹，经常买冷饮、冰激凌给孙子吃，每次吃后都会出现肠胃炎的问题。我问老人家："为何你要给孙子吃那么多生冷食物？"他回答说自己小时候吃冷的也问题不大，就喜欢吃凉拌菜、冷菜，到了冬天舔冰块等，都没有出现这种情况。我给老人家说，"每个人体质不同，他的孙子的体质不太适合吃生冷寒凉食物，而您的体质是适合吃生冷寒凉食物的，还有就是吃这些冷食物的时间不对，您是在冬天吃，您的孙子则在夏天吃"。夏天人体内在热量都往浅层走，相对深层热量不足，吃冷饮冷食物容易引发寒邪入脾，导致脾受寒而引发腹泻。脾气主升清，清气不能往上、往外输布，积蓄而滑肠下行，怎么可能不腹泻呢？明白原理后，老人家回去就不再给他孙子吃生冷寒凉食物了，并且按我所教的方法去推捏他孙子的脾足太阴之脉，让其脾脉气血正常运行流通，之后他孙子的肠胃炎就没有再复发了。

病例二

2021年春，一位白领经朋友介绍前来问诊，说自己最近不知道怎么回事，容易犯困，提不起精神，感觉人没劲，特别容易累，加班回家后倒头就睡，好像怎么睡都睡不够似的，问我是不是自己的身体哪里出了问题？仔细询问后发现，该白领长时间加班工作，思考问题过度，精神压力大，日久导致脾脏受损。不仅容易犯困，每天大便皆溏烂，胃口一般，皮肤碰触到硬物就容易出现瘀斑、瘀点等。这属于典型的脾气不足，该白领长时间思考问题过度，思伤脾，精神压力大伤脾，导致皮足太阴之脉不能正常循行流通，导致脾不能将身体的精气输送到五脏及四末，精气聚而为水从大肠以溏便排出体外。脾气不足，导致脾气不能固摄血的运行，导致脾不统血而出现皮下紫癜问题。脾气不能输布全身，不能升清，身体自然就容易疲劳乏力、犯困。该白领了解了以上身体运行的机理，就着急问如何做才能解决问题。精神压力紧张，所思所想虚劳，这个受工作限制，自然没办法改变客观条件，但调通脾足太阴之脉以及吃适合自己的身体的食物，让身体正气充足，这是可以做到的。最后我教了该白领一套升脾保健的功法，该白领的问题不久后就得到了解决。

心手少阴之脉与疾病的关系

《灵枢·经脉》："是动则病嗌干心痛，渴而欲饮，是为臂厥。是主心所生病者，目黄胁痛，臑臂内后廉痛厥，掌中热痛。"

水谷入胃肠，受小肠挤压出液，液受热化气升腾，其气入通于心。受胃挤压出血，血受热化气升腾，受气取汁化为营气、营血入心脏。胃肠道挤压出水，水入通于肾，受热化气升腾行于心外。心外之气压逼心内之气，心内输出营气、营血行化周身，濡养灌溉周身皮肉筋骨脉。血行脉中，出脉而为液，液行脉外，挡固营阴不易漏泄，一内一外，相搏制衡动输全身上下左右。液行脉外濡养生成皮肉筋骨脉，液血之气合入手太阳脉消降化气为血或液，回流至脉内或腹腔内，手太阳脉受液行化，由手小指循颈上头。

心与手少阴脉相连，手少阴脉行化心气至小指末端，手少阴脉受邪气，邪气阻碍手少阴脉行化至末端，营气营血积聚局部而化热，热不得外散，随脉逆流回心脏烧心则心痛，如冠心病、肺心病等。热则消气，火不得散，随膺上咽而欲出，引发咽痛。有些人吃煎炸热气食物，致身体内热，热积蓄体内随手少阴脉上咽，出现咽痛。身体内热，灼伤津液，欲饮水补充水液平衡内热，会口渴想喝水。

手少阴脉连目系，身体呼吸散热未平，体内留热，营气随手少阴脉行化不得散热消降化为液，气多液少，液不得濡养目而目干、目黄，常见于干燥综合征、干眼综合征等。手少阴脉循行胁部，胁部受热而干，液不能行化胁部引发胁痛，常见于带状疱疹遗留肋间神经痛。肩膀、手臂、前臂疼痛，掌中热痛，皆为气随手少阴脉行化，气受热而干，热烧灼循行路线经脉所引发的疼痛。手太阴脉行化肺气化津回流，手少阴脉行化心气化液回流，津流而能行，其行急快，液流而不行，其行缓慢。气随津而散，热可以往外散出部分，故手心热而不痛。气随液而流缓，热不得散，故手心热痛。肩膀痛常见于肩周炎。

身体受热，热不得其所，不能随手少阴脉行化至指末而行化，散于身体各处，令身体津、液、水不得入里而失常，热在上、在外、在阳，津、液、水气也在上、在外、在阳，不得消降入里而为阴。热再盛，津、液、水、血、精、阴等皆化气出皮肤或化汗出皮肤，致身体脱水、脱津、脱液、脱血、脱精等。身体脱津，从早到晚都出汗。身体脱血，脸色惨白而萎黄。身体脱液，关节摩擦咔咔作响，见于脑萎缩等。身体脱精，则无精症。身体脱气，则视物不清。阴不能化血藏于脉，手少阴行脉行化失常，皮肉筋骨脉不得真血濡养，出现皮肉触之软塌发热而无神，皮肉无弹性肉软松垮等问题，乃水流失，热邪留身浸淫身出现的问题。日常生活中经常会遇到这样的情况，某人听到朋友做艾灸后身体好了，自己的情况和朋友差不多，于是也学着朋友做艾灸，结果在坚持一段时间后，就出现了以上阴脱之象的情况。所以，艾灸只是个治疗手段，并不是所有的个体都适合艾灸。在全民皆灸的时代，如何找到适合自己的调养方法，这是每个人都要面临的问题。

病例一

2021年冬，一老阿姨前来问诊，说自己近期心脏区域经常会痛，特别是遇到一些不开心的事情的时候就会痛得厉害，有些时候半夜还会被突然痛醒，醒了之后心痛又会缓和一些，有些时候心里会莫名慌乱，梦中可能会被惊醒，去医院检查，心脏问题又不大，一直找不到原因。阿姨问我该怎么办，有没有好的治疗方法。在我仔细询问后，我发现阿姨的左手腕心手少阴之脉循行区域黑斑、黑点比较多，我问阿姨这只手是否受过伤。阿姨说，两年前，拎一桶水时不慎将左手扭伤过，当时痛了几天没在意，后面没痛就没理会它了。我再问阿姨，这个心痛是不是那之后才出现的，在此之前没有这些症状。她想了一下，确定说是的。病因很快就出来了，心手少阴之脉，因受外伤，经脉出现了扭曲错乱，导致经气递流流回心脏，于是就出现一系列的问题。随后我帮阿姨检查左手手腕，发现左手手腕骨头有些许移位，这病叫筋出槽，骨错缝，可用复位手法。在发出一声轻微的咔嚓声后，阿姨骨头的位置恢复了。从那以后，阿姨就再也没有出现这些奇怪的症状了。

病例二

2021年秋，一老阿姨前来问诊，说自己经常口干，眼睛干涩，有异物梗塞感，看东西难受，特别是到了这个季节逐日加重，每天滴十次眼液也难以缓解，影响外出游玩，心理压力大，害怕自己得了绝症。这个问题，现代医学叫干燥综合征。我问阿姨平时检查身体是不是说肺部有散在片状、点状致密影。阿姨说是的，还问我是怎么知道的。这个问题，其实专业医生都清楚，干燥综合征会并发干眼症以及肺间质纤维化问题。听我这样一问，阿姨从半信半疑逐渐过渡到了信任，且渴望得到更多的信息。其实阿姨的问题并不复杂，心手少阴之脉主热所生病。因阿姨体热，又吃煎炸炒的食物比较多，加重了体热焦灼身体津液，液不足，不能濡养心手少阴之脉循行路线上的组织器官，比如眼睛不能濡养则咽干，咽不能濡养则口干、咽干等。我继续询问阿姨平时是不是喜欢吃些咸口煎炸食物。阿姨说，"又被你猜中了"。看着阿姨脸上露出了一丝丝高兴的面容和放松的神情，我知道调神已经成功了，调神成功了调身自然也成功了一半。于是我教阿姨如何松解自己心手少阴之脉循行路线上的僵硬的皮肉筋骨脉。心手少阴脉的问题在调整的时候，以调整心包、手厥阴、心主之脉做代替。另外，建议阿姨不能再吃咸口煎炸的食物了，把日常饮食调换成适合她的身体珠食物和水。半年后，阿姨干涩干燥的眼睛终于恢复到舒适的状态。

小肠手太阳之脉与疾病的关系

《灵枢·经脉》："是动则病嗌痛颔肿，不可以顾，肩似拔，臑似折。是主液所生病者，耳聋目黄颊肿，颈、颔、肩、臑、肘、臂外后廉痛。"

小肠挤压液气出腹腔，受热化气升腾，藏于心，心通过手少阴脉输出气行化至小指末，气至指末合入手太阳脉而化液，气至皮下挡固化为液，液合入太阳脉行化周身。手太阳脉受气化液行化，受邪气干扰而行化失常，液不得至咽，咽受气多热多液少，而咽痛。液行化异常，停留于颔部堆积，出现脖子侧面肿胀，常见于淋巴结结核、淋巴癌等症。液行化失常，停留于下颌骨区域，出现腮腺混合瘤、腮腺良性肿瘤、耳部化脓等。液行化异常，堆积于颈侧，壅塞颈颔，头不能自然往后看。液壅塞于肩部，至肩部皮肉筋骨脉空间狭窄而粘连，肩膀疼痛，不能上抬，如肩周炎。上臂受液堵，与肩周炎类似，如肩袖损伤后引发液堵塞不能上抬。

手太阳脉主液所生病，与液行化异常有关系。液壅塞于耳，容易引发耳内脓肿、耳积水、中耳炎等，严重时出现耳聋，如神经性耳聋等。手太阳脉虚，手少阴脉行化失常，热有余于目而目黄。生身之气，不能生化成身体皮肉筋骨脉，壅塞于手太阳脉，造成堵塞或肿胀，出现手太阳脉循行路线所在部位的疼痛，手小指麻痹不能用等。

手少阴脉生病，手少阴脉受清而浊之气，未分化清而浊之气生成脉而生病，属于阴未出阳，还在气态。手太阳脉生病，是皮挡固清而浊之气消降为液，液未能随手太阳脉输布行化全身而成病，属于阳未归阴，已聚气转化为液态，液输布行化异常。气即是液，液即是气。气由里而出表，至皮散热而为液；液由表入里，归里聚而化气升腾。气多不能化液行化，液多不能化气行化，阴阳转化故障，就容易出现症状。气多液少，身体容易出现皮肤干燥、眼睛干燥、发黄、热痛、关节摩擦、动作不利索等不适。气少液多，液堆积堵塞，容易出现局部粘连，肿胀等问题。

病例一

2020 年冬，一学生在其母亲陪伴下前来问诊，说自己右侧耳下后方有一个鹌鹑蛋大的结节，问我怎么办。那时该学生心理压力非常大，焦虑不安，以为自己得了绝症，因为害怕去医院检查，怕检查结果对自己不利，就先来我这里看看。经触摸检查后，我发现是一个软硬适中的淋巴结肿大，周围并未触及棱角状的肿块或异物等，仔细询问后，是前几天去湘菜馆吃了很多辣椒，回家后第二天就成这样了。再次检查小肠手太阳之脉，发现右上肢小肠手太阳之脉循行路径皮肉筋骨脉特别僵硬，这即是问题所在。小肠手太阳之脉主液所生病，液随着小肠手太阳之脉循行流通分化行化穿梭于身体的皮肉筋骨脉之间，液循行到耳下颈后堆积在此处，形成了可以触摸到的淋巴结节。因此处为小肠手太阳之脉上颌入颊、由低处往高处走的部位，其上行能量不足导致液蓄积于此。问题已经找到，告知其母亲发病的原因乃为一顿辣椒餐所诱发，回去后禁吃辛辣食物即可。随后，我教会该学生如何去调理疏通自己的小肠手太阳之脉，其中几个重要的关口点必须要疏通开。最后，我让该学生按要求去吊杠杆，拉开上肢的经脉。三个月后，该学生的淋巴结逐渐变小，其本人之焦虑感也逐渐消失了。

病例二

2019 年秋，一中年妇女前来问诊，说自己右耳朵听不见声音已经几年了，安静时左耳嗡嗡嗡的声音很大，但还能听到外界的声音。这问题已经存在 5 年了，一年比一年严重，她害怕自己左耳也完全失聪，问如何是好。经过仔细检查，我发现她的小肠手太阳脉循行路线上，有很多红黑点、黑斑，在两侧下颌角旁有肿大不硬的肿包。在聊天过程中发现，该妇女的先生对她不好，让她长年憋着一股郁气，无法释怀，心中有气不敢出。聊了一会，我发现该妇女性格还是相对比较开朗的，所以熬了这么多年才发病。我告知她主要问题出在小肠手太阳之脉。该脉主液所生病，液壅塞于耳下区域，引发耳鸣失聪问题。另外，整条小肠脉循行路线上很多红黑堵塞点显影，我告知其堵塞点的由来，堵在了哪几个点，平时如何可以陆续把这些堵点打开。首先要保持心情舒畅，不开心的事情改变不了只能选择先不理会。其次，吃适合自己身体的食物，把身材调整一下，因为该女性体质肥胖，有太多液壅塞体内，这是不得分化、行化周身皮肉筋骨脉导致。根据这些处理方法，一年后她来电告知，她的右耳朵开始能听见声音了，其左耳耳鸣的状况也好了很多，只是偶尔才出现，电话中她喜极而哭。

膀胱足太阳之脉与疾病的关系

《灵枢·经脉》："是动则病冲头痛，目似脱，项如拔，脊痛腰似折，髀不可以曲，腘如结，踹如裂，是为踝厥。是主筋所生病者，痔，疟，狂癫疾、头囟项痛，目黄泪出，鼽衄，项、背、腰、尻、腘、踹、脚皆痛，小指不用。"

水谷入胃化浊气出腹腔，腹腔受浊气入膀胱化而为水，水化精气而升腾，入通于肾而藏，肾输出精气生成周身之骨，骨受少阳挤压化气而升腾，入藏于肾。精气行化至皮下，合入足太阳脉消降化气为液，液行化足太阳脉至足小趾，液渗入膀胱化尿而出，液储存于骨内为脑或髓。皮受液以生，脉受液以生，肉受液以生，筋受液以生，骨受液以生。

液行化于足太阳脉，主筋所生病，筋受液养才能有韧性，能屈能伸。液热筋纵，身体百节松弛而解散。液寒筋紧，身体百节致密而紧凑。邪气进入足太阳脉，与足太阳脉真气一起循行，阻碍足太阳脉气往足趾消降，逆上至头，痛从脊柱后上冲至后脑勺，再直上冲头正顶而痛，一般为后脑勺痛，如血管神经性头痛、颈椎病头痛等。足太阳脉气逆冲至眼球，导致眼球好像要从眼眶里面掉出来一样，如青光眼、红眼病、甲亢眼凸等。液积聚于后项部，致后项部绷紧僵直发硬，感觉脖子疼痛犹如要被拔断了一样，如颈椎病、颈椎囊肿等。液积聚于后背，后背僵硬绷紧疼痛，后腰活动不灵活，不得弯腰后伸，疼痛感如拔断般的感觉，如僵直性脊柱炎、腰椎间盘突出症、腰椎滑脱症等。大腿不敢前屈，前屈会出现臀部大腿处疼痛，如坐骨神经痛。液停留在腘窝，则腘窝鼓胀绷紧，小腿伸直不能弯曲，膝盖伸屈困难，皮肉筋骨脉粘连在腘窝如同打了死结，活动小腿会有筋牵拉被揪住的感觉，如膝关节炎等。小腿受液堆积，肌肉肥大，发硬发紧，紧绷到有要裂开的感觉，如腿抽筋等。这些症状都是液行化失常，堆积于局部，液生成有形的皮肉筋骨脉，令肢体空间减少，有形之物增长，堵塞气道，恶性循环，令空间越来越窄，以致空间为有形之物占据，液行化完全失常，液停留的部位，容易局部粘连肿胀而成病。

足阳明脉行化失常，足太阳脉行化失常，血与液行化失常，血与液少，引发疟病，疟病伤于暑，暑热之邪气入骨，挤压髓化气而升腾，开泄腠理，令血与液化汗而出毛孔，出现体内水液减少成疟。毛孔大开时，人怕冷；毛孔关闭时，人怕热。寒热往来，皆火邪入骨游行，时蒸腾骨髓开泄腠理所致，如疟疾、白血病等。体内热有余，液受热化气而减少，足太阳脉虚，行化失常，另外足太阳脉受热逆冲入脑，引发癫狂之症，如神经病、狂躁症等，皆由体内大便不通畅、肠道不干净、内热留身、耗损津液、津液水少、行化失常且脉气逆脑冲脑令元神之府受扰而成。手阳明脉、手少阴脉、手太阳脉、足太阳脉、手心主脉等行化失常都会导致目黄，主要原因为体内热留于身、津液水减少、眼睛失去津液水的行化滋润、受热熏蒸而发黄，此种目黄与肝炎胆病引起的黄疸有区别，此种目黄不会伴随尿黄、皮肤金黄等。

液行化过程中，积聚停留于肛门附近，液挡固脉，而脉中营血不得外出化液而行，壅塞于脉中而扭曲成结，如肛门动静脉毛细血管打结成球而出现的痔疮病。从痔疮角度而言，看似只是一个小痔疮，实际是肓之原，也就是脐周的动静脉也发生了扭曲打结不流通，脐周脐下动静脉扭曲打结程度决定痔疮的严重程度，实际痔疮为病入肓的产物。

液不能正常行化至足小趾，逆流堵塞于头，则有眼泪出、迎风流泪、前额痛、头顶正中痛、后脑勺疼痛等不适。液少且受热，足太阳脉受热邪而脉虚，热随足太阳脉入鼻，则鼻出血。足太阳脉行化由头、项、背、腰、臀、腘窝、小腿、脚踝至足小趾，液在任何一处堆积，都会引发该处局部的疼痛与功能丧失。疼痛因脉内壅塞引发，属营气不行化。功能丧失为脉外卫气壅塞引发，属卫气不行化所致。

病例一

2020 年冬，一老人在媳妇搀扶下前来问诊，他自己已无法正常行走，自述腰痛甚，夜间刺痛无法入睡，颈项僵硬不灵活，腿脚发麻，无力走路。老人出现这个问题已经两年了，去检查说腰椎间盘突出症合并坐骨神经痛，去了很多地方，扎针、艾灸、推拿、吃药等能暂时缓解，之后逐渐加重，痛得都不想活了。详细检查后发现，我发现老人的问题在膀胱足太阳之脉堵塞。膀胱足太阳之脉从头走后背至腰，到足外侧小趾，足太阳脉主液所生病，液在输布行化过程中受堵塞，蓄积局部化生厚厚的皮肉筋骨脉而导致经脉堵塞不能循行流通，引发从头到腰、下肢的问题。老人从头到腰、到下肢的皮肉筋骨脉都有打结增厚的现象，且非常僵硬，皮肉筋骨脉粘连增生，没有空间去行走无形之气。我选了几个重要的关口点，帮助老人揉开空间的肉结筋结，在揉开的瞬间老人就感觉人轻松了些，走路有些劲了。于是我告知其媳妇，选正午时间去给老人疏通膀胱足太阳之脉，随后还帮助老人调整了其饮食结构，更换了老人的饮用水。半个月后老人可以在小区楼下自由出入行走，无须搀扶。

病例二

2020 年冬，一妇女带她老公过来问诊，说她老公脾气暴躁，声大气粗，隔一段时间就会发神经，砸东西，追着她打，且无法自控，严重的时候还会爬到楼顶，脱了上半身，大声唱歌呐喊，口服精神病类药可以暂时控制，但一停药就会反复发作，长期吃精神病药导致他双目无神，瞳孔放大，人极度疲劳乏力，杂念多，无法集中精神做事，来此询问有没有好的办法进行治疗。详细询问查体后，我发现该男子从头部、背部至足小趾等背后区域僵硬不松弛，精神绷紧，高度紧张。该男子喜欢吃煎炸辛辣食物，吃该类食物就容易出现癫狂发作。此外，该男子长期大便不通，胃肠脉精气上逆于头，焦灼髓海。综上分析，该男子病在胃足阳明之脉以及膀胱足太阳之脉，因吃热气上火食物，导致身体内热，内热浸淫，逼迫胃足阳明之血脉不能正常向下运行，逼迫膀胱足太阳液脉之液不能正常向下行化，热升液为气上攻大脑，导致脑髓蒸腾兴奋而异常躁动活跃。我就此给出了合理的建议：其一，让该男子以后禁止吃辛辣煎炸烧烤热气食物，食物皆用水煮。其二，吃适合他体质的食物把大便通开，长期保持肠道通畅。其三，教他老婆如何给他调理胃足阳明之脉与膀胱足太阳之脉。

肾足少阴之脉与疾病的关系

《灵枢·经脉》："是动则病饥不欲食，面如漆柴，咳唾则有血，喝喝而喘，坐而欲起，目䀮䀮如无所见，心如悬若饥状，气不足则善恐，心惕惕如人将捕之，是为骨厥。是主肾所生病者，口热舌干，咽肿上气，嗌干及痛，烦心心痛，黄疸，肠澼，脊股内后廉痛，痿厥嗜卧，足下热而痛。"

水谷入胃化气和水出于腹腔，肾脏主水，积聚水发酵为精化气升腾，入胸腔压逼心包、心脏行化身体之脉，化卫气周循于身，与营气结伴而行，一内一外，互压动输全身上下左右，这也是卫气出下焦之理。营气出中焦之理，由足阳明胃脉与足太阴脾脉共同协调完成。足少阴脉行化水气周身循环，气合入足太阳脉化液回流下焦，液积聚下焦为水而入藏于肾，液渗入膀胱化尿而出身。

足少阴脉受邪气行化水气失常，水不能化气输出，积聚于身，水满于腹腔而不欲食，水不能化气升腾，面部不能受气濡润，无光泽灰黑如黑柴，常见于慢性肾病患者、尿毒症晚期透析患者。身体水闭，水不能排出体外，水饮凌胃之症。水化气源源不断从下而上随足少阴脉上灌心包，心包分化行气不及时或肾聚水不化气升腾，水聚腹腔胸腔而喘息，常见于肾病综合征等。肾聚水少，少水化气升腾或腹腔水多，不能发酵而精化，无藏精而起亟之力，体内热无或少水气以合，咳嗽吐痰带鲜血，局部无水气滋润、干燥所致，常见于尿毒症晚期并发急性心衰病。肾不能聚水为精化气而升腾，体内脱气，眼睛看东西模糊不清、不聚焦，呈视而不见之状，人脱气而目不明，五脏六腑之精气不能上注于目所致，常见于散光、白内障等。心胃之间有空洞、虚弱感，此是无气充于心胃空间，以至人有饥饿感，实际又吃不下东西，类似一段时间不吃肉肚子里缺油后的那种感觉。肾不能聚水化气升腾，足少阴脉无气或少气上行于身，气不能往上行化陷于下则心生恐惧。气下则恐，气往下，人会内生恐惧感，好像做了亏心事，总感觉有人要抓捕自己，如西医说的癔症。

足少阴脉与肾相连，肾脏出现故障可以调整足少阴脉。肾居身之下，脐下腹腔中。脐以上为天，脐以下为地，地为水聚之所，肾也为水聚之所，肾居地部决定肾的作用。肾聚水不力，少水化气升腾于上，上失水气濡润而口腔发热、舌头发干。足少阴脉气积聚于咽则咽肿，类似于咽喉炎充血、急性咽喉水肿、急性肾小球肾炎、急性肾小管肾炎等。足少阴脉气循经而上，足少阴脉上行通道堵塞，气欲通开而不得通开，则有气上冲感。肾聚水不力，肾水不能上济于心，少水化气升腾濡养咽部，咽部受热出现咽干、咽痛不适。手少阴心脉、足少阴肾脉都会引起咽干咽痛，足厥阴肝脉也会引起咽干。好多人有慢性咽喉炎、声带息肉、声带结节，容易反复出现咽喉痛、咽喉发炎，实际上这就是少水脉急的病，身体地部水不能及时供应到天部，引起天部热不得消降使局部灼烧咽喉而出现慢性咽喉炎。大部分人出现咽喉不适时都会吃抗生素，认为可能是细菌感染所致，或者去吃清热泻火之药，此类药早期效果还可以，但到后面越吃发现越没有效果，或者越吃越不舒服，越吃咽喉越容易出现反复不适，主要原因就是这些药物并没有通开与咽部相连的经脉，只是暂时性地将热消降压制在局部，时间久了咽喉区域就容易出现息肉、结节异物等。

肾聚水不力，肾水上行于心外，心外少水气滋润而脉急心跳快，出现烦心、心痛。足少阴脉有结，脉打结运作失常，脉道不通畅，引起热积聚于身，熏蒸水液而发黄，出现黄疸，常见于肝炎、肝硬化、肝癌等。肾主二阴，掌管大便、小便。肾水化气升腾，循环一周，渗入膀胱产生尿出体外。肾水化气产生气，气足则大肠关门紧，水不化气，水从大肠、肛门出，大便稀烂，量多不臭，如慢性结肠炎、溃疡性结肠炎等。或者身体内热，水气沸腾从肛门泻出，为黄臭水样便，如肠易激综合征等。足少阴脉起于足底，足少阴脉气抵达足底，水化气力强，气留身多，输布至足底，则足底热而痛。水化气力弱，气留身少，气从足底上冲于身力弱，人精气不足，出现疲劳乏力、嗜睡倦怠、肌肉瘦削等不适，常见于亚健康状态。足少阴脉行化失常，其循行路线各分部区域会出现疼痛，如脊柱、大腿内侧后缘疼痛，坐骨神经痛，腰椎间盘突出症等。

足少阴脉生病，足少阴脉受源源不断降下至浊之气而输出，未分化至浊之气生成骨、骨髓而生病，属于阴未出阳，还在气态。足太阳脉生病，是皮挡固至浊之气消降为液，液未能随足太阳脉输布行化全身而成病，属于阳未归阴，已聚气转化为液态，液输布行化异常。气即是液，液即是气。气由里而出表，至皮散热而为液，液由表入里，归里聚而化气升腾。气多不能化液行化，液多不能化气行化，阴阳转化故障，就容易出现症状。气多液少，身体容易出现皮肤干燥、咽喉干燥、眼睛干燥、热痛、关节摩擦、动作不利索等不适。气少液多，液堆积堵塞，容易出现局部粘连、肿胀、痔疮等问题。

病例一

2021年春，一老阿姨在儿子陪同下前来问诊，说自己心中常有空虚感，容易受惊吓产生恐惧感，好像有人要来迫害自己，看东西有些模糊，手心脚心发烫，说去医院也查不出个所以然，她问有没有好的方法来调理。目测阿姨身材1.5米多一些，腹部大，脂肪多，给人敦实感。仔细询问后，阿姨年轻时候得过急性肾小球肾炎，当时处理及时，后面就没有明显不适。去年夏天，出国旅游，饮食不习惯，回国后就开始出现这个问题。从症状看，类似于肾足少阴脉的问题，于是我检查了阿姨该脉，发现这条脉上到处是花生大或鹌鹑蛋大的脂肪球，结节粒，一粒一粒的，皮肉筋骨脉粘连，分层不清晰，双脚踝有轻微水肿感，略微浮肿。我徒手给阿姨解了几个结节点，捏松该脉周围的组织，让空间增大。之后问阿姨，感觉怎么样。她回应说，走路轻松了很多，胸口虚的感觉好像没有了。建立信任后，我跟阿姨详细说了她不舒服的原因，是足少阴肾脉堵塞引发的。我教会她儿子相应的处理手法，让他回去后给阿姨继续调理，并且让阿姨改变其饮食习惯，整个身体这么臃肿，还过度肥胖，连走路都笨重了，下肢气血哪里还有能量往胸口升发呀。孝顺的儿子回去后，给阿姨定期调理肾足少阴之脉。有一天，阿姨大便排了好多油脂样分泌物出来，此后她的身体瘦了20多斤，精力、体能都有了年轻时的感觉，最主要的是癔病的症状消失了，让她每天都很开心。

病例二

2021 年冬，一中年男人在他老婆陪同下前来问诊，说自己吃不下东西，吃了就想呕吐，严重的时候呕吐物或痰中带血丝，咳喘胸闷，小便量少得可怜，整天无精打采，双下肢凹陷性水肿，口干舌燥。目测该人脸色发黑灰白，嘴唇灰白惨淡，结合小便量少，便问他是不是准备要去做透析还是已经透析了。这么一问，男子好像来了点劲，脸上露出了一点笑容。"医生，你真是太厉害了，你是怎么知道我得了这个绝症的。我是真的没办法了，不知道要透析还是不要透析，听朋友说，您比较擅长中医的方法，特地来问您怎么办？"每次看到这样的患者，我心中便不禁充满感慨，为何在疾病还没进展到尿毒症之前不早点处理，而是要拖到如此严重才去采取措施呢？生活中这样活生生的例子很多，大部分老百姓平时都不会主动了解有关生命的常识，往往要到穷途末路了才会开始学习。平时了解生命，保养生命，真的不重要吗？你买一辆爱车，都知道多少公里以后要去保养、保修一次，可在关乎自己的生命的大事上，却为什么会忘记学习、了解、保养呢？道理其实很简单，只是到人身上就糊涂了。尿毒症这个问题，并不是小问题，当然也不是完全没有办法，只是要求对身体的把控程度更高。一开始尿毒症往往是从急性肾小球肾炎或其他肾炎引发的，接着出现肾病综合征，或者出现 IgA 肾病等，后面发展为尿毒症。轻病不重视就转为重病，轻病不处理好就发展为重症。大部分问题，一开始发病，无非就是流鼻涕、打喷嚏、鼻塞、发热、咳嗽、皮肤病等表浅的十二经脉问题，因为处理方法不当，发展为六腑问题或者五脏问题，这在前面影响生命十大因素的章节有详细论述，大家可以回去参看。《黄帝内经》："病入五脏者，半死半生。"疾病发展到如此程度了，生死参半。但不管怎样，来问诊，就是希望有机会可以解决问题。经查体我发现，该人肾足少阴之脉空间已经狭窄，萎缩枯槁，脸色黧黑无光泽，一片消极之象。肾足少阴之脉主肾所生病，肾脉打结，空间狭窄日久，导致脉结而不通，自然出现水肿、腹大、咳喘，入食则呕吐。病已经入肾脏太深，此时调整十二经脉，也只能治标，并不能完全解决脏病问题。我给了该患者一系列合理的意见：一、改善饮食习惯，饮食上得按要求调整。二、更换饮用之水，因其小便量少，且双下肢凹陷性水肿，水还不能多喝。三、学会静坐，启动身体内在气血静极生动的运作程序，通过内气去驱赶邪气外出。四、改变生活习惯。五、保持心情舒畅。六、调整肾足少阴之脉、心手少阴之脉、小肠手太阳之脉、膀胱足太阳之脉。通过调整几大环节，该人水肿逐渐消退，咳喘胸闷逐渐消失，渐渐可以入食，小便量逐渐增加。2022 年 6 月份后，该男子已经没有明显的不舒服。

手心主之脉与疾病的关系

《灵枢·经脉》："是动则病手心热，臂肘挛急，腋肿，甚则胸胁支满，心中憺憺大动，面赤目黄，喜笑不休。是主脉所生病者，烦心心痛，掌中热。"

手心主脉与心包相连，心包居胸中，守持胸中之气，压逼心脏、肺脏，松弛有度，开阖有常。胸腔受气，压逼心脏开阖，心内营气输布营灌周身。压逼肺脏开阖，影响身体呼吸换气。胸腔心包之气有余，心包病胸满狂喜，肺病胸满咳喘。水谷入胃，三焦挤压胃肠出气进入腹腔，腹腔气积聚升腾进入胸腔心包，心包守持源源不断升腾腹腔三焦之气，输布气至周身之空隙留空，气分高低清浊分层行化周身之空而成形。心包输出之气合入手少阳三焦脉，消降化水行化周身，回流胸腔渗透进入腹腔三焦膀胱，出而为尿。

手心主脉输出气行化至手掌，入中指尖端，分支进入手少阳三焦脉，手心主脉受邪气，气留手掌，脉气留止，手少阳脉不行化脉气而出现手心热。邪气停留在肘前臂区域，手心主脉气不能行化经过，留止前臂肘关节，致手肘窝不能伸直，常见于中风后遗症或某些成年人扭伤后害怕疼痛不敢伸直而使肘关节前臂呈 V 字形，不能伸直。邪气滞留于腋窝，肝之邪气出腋窝，腋窝为藏邪气之所，致手心主脉气不得行化过腋，脉气留止于腋而腋肿，如副乳、腋下淋巴结肿大等。邪气由腋入胸胁，胸中之气不得输出上肢，滞留于胸胁区域，出现胸胁胀满不适，常见于乳腺增生之经前乳房胀痛、胆囊炎胸胁痛、带状疱疹肋间发胀痛等。邪气入心包外，心包之气不得输出，积聚于心包，压逼心脏，引发心中颤颤而动，如心房颤动、心室颤动、心律不齐等。邪气滞留于手心主脉，手心主脉气行化异常，脉气随膺颈上头，熏蒸头面目，引发面红眼睛黄等不适，如红眼病、虹膜炎、结膜炎后遗留眼发黄。胸中气满，膻中气满，气郁于胸，通过持续发笑可以布散脉气，会表现出哈哈大笑之症状。民间点穴，使人哈哈大笑，且持续不断地笑，就是通过点穴腋下大包处穴位实现脉气逆流，引发人不能自控地哈哈大笑。

手心主脉连接心包，心包压逼心脏动输脉行化周身之空，因此手心主脉主全身脉所生病，静脉曲张、深静脉堵塞、深动脉堵塞。动脉粥样硬化，除与足少阴脉有关系外，还与手心主脉有关系，可以通过调整这两条脉，去调理有关脉的疾病。心包之气太足，心外压力太强，心中之气急行散布，心中营血少，心脏躁动。心包之气不足，心外压力不足，心内营气部分留心不能随脉分化出身，易出现胸闷烦心心痛等不适。

病例一

2020 年夏，一妇女在其老公的陪同下前来问诊，她一进门就完全不能自控地大笑，笑毕询问这是什么怪病。此前她去医院检查了，并没发现任何问题。经周围人介绍，看了很多民间医生，也没解决这个问题，问我该怎么办。心主、手厥阴、心包络之脉主脉所生病，脉气逆流于胸中，胸中气满，人就会咯咯咯咯不能自主地发笑。我以前跟民间老师学习时，见过点穴引发咯咯不能自主笑的场景。见到这个妇女的情况，也就见怪不怪了。我问她，腋下大包穴这个部位是否被撞击过。她老公说"你真神了，她就是那天在玩耍嬉笑之间不慎撞到了桌角，之后就成这样了"。明白缘由后，我就知道该怎么办了。我用手在其被撞击的部位做了一个揉按动作，问她酸不酸、痛不痛。"哎哟，就这里，还痛着呢？"随后我用我家传的跌打药酒外擦了这个部位（心主、手厥阴、心包络之脉出口部位的穴位在撞击后被封住了，民间叫封穴），很快她自己感觉到有一股气流从这里冲了过去并流向四肢。她的这个毛病一瞬间就得到了解决。

病例二

2021 年冬，一中年男子前来问诊，说自己吃火锅煎炸热气食物后，第二天眼睛就红肿充血，大量分泌物堵塞眼睛，无法睁开视物，询问该怎么办。这是典型的红眼病问题，一般是体热之人吃了不适合自己的辛辣煎炸上火食物后出现的。特别是冬天，大部分人都认为在冬天吃火锅要进补，就会买一些羊肉、牛肉、狗肉等高热量的食物。其实，这是一个误区。冬天，人体的热能大部分蓄积在里、在深处，此时身体极其容易出现内热，出现大便不通畅、便秘等问题。此时内热，再加上进补高热量食物，太多不适合自己的能量蓄积在体内，就会出现大量邪气扰乱经脉正常运行的问题，也就会出现内热症状。如该男子就是在进补后出现的红眼病问题，这其实就是心主、手厥阴、心包络之脉里面气血短期内大量提升，热量高以至内热过甚，焦灼经脉，导致经脉循行路线上的眼睛内热过甚，眼红目赤。原因已经弄清楚了，我开始检查该男子的心主、手厥阴、心包络之脉，发现对应的两侧中指指末特别饱满，另外整条循行路线皮肉筋骨脉僵硬粘连。于是我用一根毫针，在其右手中指部位，点刺了几下，刺出了几滴暗紫色的血液，其眼睛发红的问题也迅速得到了改善，突然间眼睛就可以睁开了。我继续调通其心主、手厥阴、心包络之脉，很快他的问题就得到了进一步的改善。我嘱咐他回去后饮食要清淡，别再吃热气上火辛辣煎炸食物，两天后他的红眼病就好了。

三焦手少阳之脉与疾病的关系

《灵枢·经脉》："是动则病耳聋浑浑焞焞，嗌肿喉痹。是主气所生病者，汗出，目锐眦痛，颊痛，耳后、肩、臑、肘、臂外皆痛，小指次指不用。"

水谷之气入腹腔，进入三焦所主留空缝隙，气积聚分三路而行。

上焦气清，由腹腔向上穿过膈肌行化胸腔以上组织。中焦受气取汁为露，露气行化于中，入脉行化周身。下焦气浊，向下行化腹腔以下组织。上中下，天人地，气清浊不同行化三焦三才之道。三焦之气，游行周身，为人之卫气的起源之处。卫气遍布周身，行化周身之空。营气行脉中，卫气行脉外，营气与宗脉关系密切，卫气与宗筋关系密切，卫气入脉转为营气，营气出脉转为卫气，位置不同，命名不同，实属一气周流之气。三焦管着上中下三部气，三焦主气所生病。

　　三焦主气失常，气化为水津液类，身体容易水肿。三焦主气正常，气行化周身，撑开周身之空间，空间可以流通气，也可以流通水津液精类物质。空间气多津液水少，身体容易坚干而泄气，气无津液水类挡固，易流失体外。空间气少津液水多，身体容易不通气，津液水类堆积局部，生成身体之皮肉筋骨脉，令身体空间变狭窄、粘连、打结而生病，身体容易水肿，尿少。

　　肠胃之外气足，腹中气多，三焦气足，压逼胃肠而促进胃肠之内气行急疾而下，大便数下；肠胃之外气不足，腹中气少，三焦气少，无力压逼胃肠，胃肠之内气行缓，大便不容易排出。手少阳脉与三焦相连，三焦主空，行化异常，可以通过调整手少阳脉进行平衡。三焦受腹腔之气，向上向外行化，至表合入手少阳脉消降化水津液而下归于腹腔。三焦生起身体的气、血、水、津、液，手少阳脉消化身体的气、血、水、津、液。一内一外，协调平衡身体。

　　手少阳三焦脉受邪气行化异常，水气浸泡行化失常，卫气与营气动输不平衡，气留局部震荡，引发耳鸣，如梅尼埃病、耳石症等。液行化失常，滞留局部，堵塞足太阳脉气，引发耳聋，如神经性耳聋等。手少阳脉气受邪气后晃动于身，引发头晕，人不清爽。体内气多津液水少，手少阳脉气实而津液水少，出现咽肿喉痹。咽肿与足阳明脉、足少阴肾脉、手少阳脉行化异常有关系，是气多津液水少所致。喉痹与手阳明脉、足阳明脉、手少阳脉有关系，源于气多生热，风寒湿停留喉部，是津液水局部被烧干郁结成形所致。卫气与营气行化过程中不平衡，卫气不能挡固营气漏泄，则汗出多。手少阳脉行化经过目锐眦、脸颊侧、耳后、肩、上臂、肘关节、前臂、小指、无名指，经脉循行部位壅塞引发疼痛。

手心主脉生病，手心主脉受源源不断上升之气而输出，未分化卫气布散身体之空，身体空处无气以撑，身体百节游行出入失常，陷窍陷脉而生病。手少阳脉受三焦之气而行化周身之空，气合入手少阳脉消降散热为津液水。手少阳脉气行化失常，水不能化气撑开周身空间或水化气过多跃身而出，容易出现水肿，汗多等不适。手心主脉与手少阳脉主一身之空，身体留空缝隙大，气水才能正常交互转换。无空间则气道堵塞，水道堵塞，局部被水津液浸泡而渍。气道堵塞，身体容易癃；水道堵塞，身体容易闭。气即是水，水即是气，水气分布均衡于身，才能水气互搏而制衡。水偏多或气偏多，身体容易出现寒热之变。

病例一

2020年秋，一中年女性前来问诊，说自己右侧肩膀痛已经两年多，在很多地方看过，当时治疗会舒服一些，过后就不行了，现在手不能上举，不能往后背屈，不能抱左肩，问该怎么办。这是典型的肩周炎，为何好端端的会出现肩周炎呢？现代医学认为，是更年期女性的激素水平下降引发内分泌紊乱导致的，补充某些微量元素或者吃一些改善内分泌的药就好了，实践中吃对应的内分泌药的效果并不理想。从人体的角度来说，这属于经脉问题，一般由小肠手太阳之脉与三焦手少阳之脉堵塞引发，这两条脉的循行路线经过肩周。小肠手太阳之脉主液所生病，三焦手少阳之脉主气所生病，气液运行过程中堵塞，两条相邻的脉粘连在一起，引发的堵塞更厉害。只需要疏通这两条脉的关键堵点，问题就可以得到解决，于是我检查了她的双上肢。有些人会问，为何右侧肩周炎还要检查她的左上肢呢？很多时候右侧问题可能是左侧堵塞引发气血不通畅所带来的后续问题。简单来说就是左侧气血先堵塞引发的右侧气血堵塞，单是左侧堵塞，身体还没出现症状，等到右侧也堵塞了，身体完全不通了，于是就开始发出警报。果不其然，此人双上肢小肠手太阳之脉与三焦手少阳之脉都堵塞得厉害，我给她做了些简单的疏通，去除了几个关键的堵塞点，她的肩周炎症状很快就得到了改善了。随后我教她了一些方法，让她回去给自己调理，并且嘱咐她没事时多按所教方法去吊杠杆。三个月后她的肩周炎就没有再反复发作了。

病例二

2020年夏，一中年女性由其老公搀扶前来问诊，说自己晕头转向，晕了好几天，不能起床，只要一起来就头晕得厉害，看东西模糊不清，两侧耳朵轻度嗡嗡作响，严重影响了她的日常生活，问该如何是好。目测该女性，脸色惨白，身材中等偏瘦，仔细检查发现该人三焦手少阳脉上有很多黑斑、黑点，且皮下有很多粒状小结节，肌肉发硬和厉害，此乃三焦手少阳之脉堵塞所致。这个问题一般归属于耳石症或者梅尼埃病。我先按耳石症处理方法复位了她的耳部听小骨，她很快就能坐起来了，但还是感觉到有些头晕，耳朵嗡嗡轻微作响。于是我接着疏通她的三焦手少阳之脉循行路线的几个重要关口点，在疏通的一瞬间，她惊奇地说："好像已经好了，怎么这么奇怪，一下子就好了呢，假的吧？"带着一些怀疑，她起来走了走路，在周围转了一圈，才发现真的没有头晕耳鸣了，这才回过神来说谢谢。

胆足少阳之脉与疾病的关系

《灵枢·经脉》："是动则病口苦，善太息，心胁痛不能转侧，甚则面微有尘，体无膏泽，足外反热，是为阳厥。是主骨所生病者，头痛颔痛，目锐眦痛，缺盆中肿痛，腋下肿，马刀侠瘿，汗出振寒，疟，胸、胁、肋、髀、膝外至胫、绝骨、外踝前及诸节皆痛，小指次指不用。"

水谷入胃化气，火气在胃肠内上行逆行，入胆而成胆，胆受水谷之火气而成。水谷之火气入胆消降为胆汁而藏。油腻食物入胃，刺激胆囊分泌胆汁，经由十二指肠乳头部分泌至十二指肠区域，辅助胃消化油腻食物。在胆结石手术切除胆后，机体无胆以储存体内火之精气，就无法消化油腻食物而容易腹泻。无胆之人，性格武断，做事胆小，犹豫不决。胆，火之腑也，人无火，气自然少，无气撑开胸腔腹腔三焦，人体无气充身，怎么可能果断勇敢呢？胆为奇恒之腑，是人体重要的六腑之一，无胆则无火，无火则体寒而焦虑抑郁。胆结石，乃胆汁分泌失常、足少阳脉行化失常、胆虚所致，只需让胆气充实即可。只要胆空间足够大，胆汁就可以自由地往外分泌，怎么还会瘀积在胆内而形成胆息肉、胆囊炎、胆结石等症？更不需要拿把刀将其切除，进而酿成大错，致人魂不归位，胆不决断，大肠不能紧闭而易腹泻，不能消化油腻食物而胃胀、腹胀等。

　　水谷之火气受胃肠挤压出腹腔，火在腹腔游行周流，化气上腾，周循全身留空缝隙，气在皮下挡固身体之气，强围固护身体，令身体气足脉起而能正。挡固之力稍弱，散热降气为水，水回流腹腔而为精。腠理开泄，挡固之力弱，气化汗越身体而出。足少阳脉受邪气，令胆火不得循脉至趾末，逆流回身，胆火周流于身，游行于皮肉筋骨脉之间，或归于皮，或归于肉，或归于脉，或归于筋，或归于骨，火游行周流，不得入于胆而得其所，逆上于口，则口苦。火气逆上，令胃肠内之气跟随上逆，人喜叹气、叹息。足少阳脉受邪气，火气郁结于胁肋局部，引发胁肋疼痛，不能转侧，常见于胆囊炎、胆结石、胆息肉等。胆火周行于身，未到身体颜面末端，局部腠理开泄外散于身，火不得润泽身体皮肤，出现颜面身体灰白无光泽，略带黑，颜面皮肤干燥脱屑等，常见于尿毒症、干燥综合征、肾病综合征、贫血等。足少阳脉行化至足背而逆上，不得流通至趾末，火积聚于足背则足背反热。

　　足少阳脉行化入骨，骨髓受火化气而升腾，人气起于骨，骨为至深之处，受火化气至身体至表之处，为阴转阳之机，故足少阳脉主骨所生病。足少阳脉行化正常，身体强围，气周流于身，令骨正而身正，足少阳脉协正骨而正身。足少阳脉行化异常，大量火气入骨，骨髓受热不断化气出身，气越皮肤化汗而出，骨髓不得藏而骨枯，筋受火热而纵，皮下受热过度，毛孔打开，此时人体汗出筋纵骨枯而解你，如脊髓侧索硬化症、脊髓空洞症、运动神经元受损、格林—巴利综合征等问题。足少阳脉自目内眦行化至足四趾，火气向下分化不足，逆至头额，熏灼头额部，引发头痛额痛，如血管神经性头痛、三叉神经痛、面肌痉挛症等。逆至目锐眦，引发目锐眦疼痛。逆至缺盆，引发缺盆肿痛，如淋巴结肿大、淋巴结核、淋巴癌等。逆至腋下，腋下为行阴气之所，火挡阴气留腋，引发腋下肿，如乳腺癌腋下淋巴结转移而肿大。火热之气积聚于腋下，腋下阴气受熏蒸而干，粘连发紧，腋下有被抽紧的感觉，如乳腺癌患者最后腋下抽紧，手肩不能上抬、上举。火热之气留身，身受热毛孔打开而汗出，汗出后风寒入肤而有阵阵发冷感。足阳明脉、足太阳脉、足少阳脉与身体疟病有关系，疟病伤于暑热之气，与身体火邪、液不行化、血不行化有关系，身体火邪多水少，火动熏蒸周身之水化气升腾开腠理则汗出怕冷，火留局部，暂不妄动，则毛孔腠理关闭而发热，发热发冷交替出现，是为疟病。现代医学认为疟疾与疟原虫有关系，可以用青蒿素对治，实际只要平衡身体多余火热之邪气，疟病自然会消失。胸、胁、肋、大腿外侧、膝关节外侧、胫骨外侧、外踝前到足小趾、足第四趾皆为足少阳脉行化所过之处，脉气分化异常，留止而出现局部疼痛，常见于颈椎病不可以左右转头，腰椎病不可以左右旋转，肋间痛身体不可以左右旋转等。

病例一

2020 年冬，一中年男性在其老婆陪同下前来问诊，说自己最近右胁肋区域有隐痛感，且反复出现，发脾气后加重变为闷痛、胀痛，吃辛辣煎炸食物后变为刺痛，吃油腻食物后又转为钝痛，变来变去，有些时候半夜会被痛醒，这种情况已经断断续续持续两个多月，吃了消炎药好一些，不吃又反复，实在是痛得没办法了，问该怎么办。我问他做过检查没有，通过望诊我发现他的胆部区域有大量瘀血瘀斑，于是又问他检查结果是否是胆结石。中年男子在我的询问下两眼突然放光，像是看到了希望似的。一般胆的问题，都是胆足少阳之脉堵塞所致，部分人群可能还伴随有胃足阳明之脉的问题。在这个中年男性下肢外侧，膝下 3 ～ 8 寸之间，我发现有很多小的瘀血络。我跟他说这条脉叫胆足少阳之脉，在这个地方严重堵塞了，引发胆气逆流至胆腑，所以出现胆结石、胆胀的问题。我问他是否同意疏通这些瘀血、瘀络。在征得他的同意后，我用了一根很小的刺络针，将其中的关键节点轻轻点刺了几下，中年男子立马说："对了，就是这里，一瞬间我的疼痛好像消失了，舒服了很多。"我笑了笑，这只是暂时疏通了，暂时治标而已。问题的根源首先在于这个男子的脾气暴躁，经常发怒。要知道人在发怒的时候胆气就会逆乱，胆气逆乱那胆能不出问题吗。另外，他饮食紊乱，经常胡吃海喝，这是得胆结石的根源。这个人将信将疑，在暂时调理疏通后，舒服地离开了，之后也未再来咨询过。

病例二

2020 年冬，一中年妇女前来问诊。她说自己很容易出汗，不知道为什么，从早出到晚，特别是在夏天，现在冬天暂时少了些，但还是动不动就容易出汗，特别影响生活，还有就是感觉肢体关节容易咔擦作响，关节连接有松垮的感觉。她问这是什么怪问题，她曾去做了很多检查，医生说是内分泌紊乱以及神经错乱引起的问题，但也只是告诉她这个问题的原因，并没有将这个问题解决。听她叙述完，我其实心里已经有了底，这就是《黄帝内经》里面说的解㑊问题。病在胆足少阳之脉，胆足少阳之脉主骨所生病，胆火不能循胆脉正常循行流通之足第四趾，向里内攻骨髓，导致的骨热病，长时间焦灼骨髓，导致骨中液不足，引发关节咔嚓作响。此外，内热浸淫筋骨，深层筋松弛，感觉骨头有松垮摇晃的感觉。虽然我清楚了问题所在，但这胆脉要调通，可没那么容易，光靠手法是难以平衡解决的。于是我建议这个她改善饮食方案，从五脏六腑入手，去平衡胆脉的问题。很幸运的是，她果断地接受了我的建议，坚持新的饮食方案数月后，这些问题就都消失了。

肝足厥阴之脉与疾病的关系

《灵枢·经脉》："是动则病腰痛不可以俯仰，丈夫㿉疝，妇人少腹肿，甚则嗌干，面尘脱色。是主肝所生病者，胸满，呕逆，飧泄，狐疝，遗溺，闭癃。"

足厥阴脉与肝脏相连接，主身体阴之收阖、阴气输出、阴气成物。足厥阴脉起令，体内营阴由阴出阳，至身体末端，至皮肉筋骨脉末端而归之。至身体末端而不归，气越皮肤而出或化汗而出，五脏之气绝于外。阴气输出，未至绝而归之，身体各部分组织失去濡养而生病。气入毛，未至毛末端绝处而归，故毛失濡养而细短。气入皮，未至皮末端绝处而归，故皮失濡养而薄。气入肉，未至肉末端绝处而归，故肉失濡养而短小。气入筋，未至筋末端绝处而归，故筋失濡养而短小。气入脉，未至脉末端绝处而归，故脉失濡养而细小。气入骨，未至骨末端绝处而归，故骨失濡养而细小。厥阴把阴从下往上升上去，就是要把阴从里发到身体外面去，阳明就要把阳从外沉到里去，要把阳从上降到下面去。让阳合入阴，阴才能成形生化。若有邪气阻挡，则气路不畅而痿疾起。少阳居于身外，挡固身体之表，令气可以充身，撑开身体空间，少阳厥阴共同维护身体边界界限，令身体组织皮肉筋骨脉之间留空缝隙增大，不会粘连打结而形成囊肿结节肌瘤癌症等。

阳道实，实才能挡固气归里而存身。似身体之膏区域，有实之膏才能挡固身之气不会疾驰往上、往外漏泄，而是慢慢渗膈而上，膈上之津液水也不会急流入里往下，而是缓慢渗透往下归里。阴道虚，阴的、里的空间应该空旷而纳气，有虚的空间才能正常行气而运气往上、往外周身流行。肓的区域为腹腔空间，此处空间够大，化气而行之力更强。肓以虚而动，膏以实而守。身体腹腔阴气之道空间不宽敞，足厥阴脉气受邪气侵扰，至阴气积聚于腹腔不能行化，滞留局部生成有形之物，出现腰痛不可以弯腰仰身。阴气不能行化至身体末端而留止腹中，出现妇人少腹肿胀，类似卵巢囊肿、巧克力囊肿、宫颈囊肿、输卵管积液肿胀、宫颈息肉、阴道息肉等。男性则易出现腹部疝气，气留止局部不行化，撑开局部空间而肿大，触之不硬，软如绵。留止于腋窝，则腋肿、腋下异味，为阴气积聚而成。留止于阴道，则阴道分泌物增加，阴道发痒、发臭、异味，如宫颈糜烂、阴道糜烂瘙痒等。而足少阳脉行化失常引起腋肿，为阳气积聚而成。这两种都可以通过温度仔细鉴别，前者触之凉冷，后者触之发热发烫。阴气不能外出行化，留止于阴茎，灼伤阴茎而引发阴茎溃烂。

足厥阴脉行化阴气，阴气至下而上输出，受邪气侵扰，阴气未至咽部、面部而归之，出现咽干、脸色惨白无光泽、干燥脱屑。足厥阴脉行化肝气周流于身，肝脏失令可以通过调整足厥阴脉去调理。足厥阴脉行化脉气上胸，积聚于胸而不布散上肢头颈部，令身体胸满胸闷，如冠心病胸闷。阴气输出，阴气留止胃肠外，寒气积于胃肠下，致胃肠内之气不得出而逆上，出现呕吐、呃逆之不适，如反流性胃炎。

足厥阴脉守阖身之阴气，阴气不得从胃肠内出胃肠外，从肛门降泻出体外，故大便烂量多，如急性肠胃炎。阴气不能随足厥阴脉行化出阳，积聚于至里之下而成形，生成局部皮肉筋骨脉，皮肉筋骨脉粘连，至腹腔空间变窄，气道、水道不通而出现癥症或水闭之症，如腰椎间盘突出症、尿酸高、肾病综合征、尿毒症、肥胖症等。

足厥阴脉行化身体阴气出阳，输出气生成身体皮肉筋骨脉。足少阳脉行化身体阳气入阴，挡固气生成身体皮肉筋骨脉。内输外挡，内外相搏而成形。足厥阴脉输出力强，则皮肉筋骨脉容易出现肿胀，气不能至绝而归，皮肿如脂肪瘤，脉肿如血管瘤，筋肿如筋瘤，骨肿如骨癌，肉肿如糖尿病等。足少阳脉挡固力强，则皮肉筋骨脉内缩而紧小。足厥阴脉输出气撑开身体的留空缝隙，足少阳脉挡固气，令体内气不漏泄空间缝隙气留存多而大气举之，协同手心主脉手少阳三焦脉共同维护身体的脏腑四肢空间。

病例一

2020 年春，一位 30 岁左右女子前来问诊，说自己已经结婚几年，不管怎样努力都还没有怀孕过，说再不怀孕，可能婚姻都可能出问题。她说着说着眼泪禁不住就往下流，还说去了好多医院检查，她老公没问题，有问题的是她，她得了多囊卵巢综合征。这种不孕不育的问题并不少见，原因也很多，大家可以参看前面影响生命的十大因素的相关叙述。这时，我问她，你十多岁的时候在夏天时喝冷饮多吗？她回答说，经常喝。接着我问她，来月经的时候腹部痛不痛呢。她回答说痛得厉害。这就是冷饮吃多了引发的痛经、闭经、不孕不育的问题。这里给个小插曲，很多人看到这里就会想到，这个女子是宫寒，所以要用姜枣茶、生姜红糖水、生姜红糖核桃水等去温通经脉。实际上这个女子并不属于宫寒，而是宫热，你看她喝那么多冷饮身体也受得了，而且也没啥太大的不舒服，只是得了个多囊卵巢综合征。如果这个女子喝冷饮的时间是在冬天，可能就没什么问题。为何这样说呢，因为夏天的时候，人体内的热量大部分往体表走，体内热量相对不足。而冬天，人体内的热量大部分往内里走，体内热量相对过满，这时用些冷的去平衡多余的热量，对身体来说是不是就相对平衡了呢？当然，冷饮选择是有讲究的，选择适合自己的冷饮才行，这就属于食物搭配的专业范畴了。这个女子实际是内热、燥热体质，这种体质是可以吃冷饮的，只是她吃的时间不对。冷饮在夏天入体，寒主收引，折杀了肝气春生之力，导致肝气升发失衡，肝足厥阴经脉堵塞失乱，引发多囊卵巢综合征。简单说就是气血在肝足厥阴之脉运行的时候，在卵巢这个部位受堵了，因堵塞而出现的问题。于是我检查了该女子的肝足厥阴之脉，果不其然，皮肉筋骨脉粘连，很厚一层，皮肉不分离，能感受得到整条脉循行路线上都散发着的热量。热量不能循肝足厥阴之脉循行流通行化，蓄积在局部涌出体表皮肤。找到原因，我开始教这个女子在平时如何给自己的肝足厥阴之脉做保养，如何选择健康的饮食方案，之后这个女子就离开了。半年后这个女子向我报喜，说自己怀上了，真是谢天谢地谢老师，她感觉自己的婚姻也得到了救赎，开心地再次哭了。

病例二

2020 年秋，一中年男子东张西望地前来问诊，好像有很多心事害怕别人知道似的。他一进门就把门关上，跟我小声地说："老师听朋友说你很厉害，我有难言之隐，你能帮我解决吗？"遇到这种情况，我心里就是一个咯噔，一个大男人有什么难言之隐？我回道："你慢慢说，小声点，我听得清楚。"他开始自述，自己因为房事不洁，经常到外面去玩，得了性病尖锐湿疣。龟头区域开始有湿疹、疣状突出物，后面变得轻微溃烂，特别影响生活。我仔细检查了该男子的肝足厥阴之脉、肾足少阴之脉、任脉、督脉，发现都有大面的僵硬堵塞点，难怪出现了这个问题。这个问题一般是由人乳头状瘤病毒感染引发的，发病起源于不洁的性生活。但如果该男子本身肝脉、肾脉、任脉、督脉通畅，也不至于发展至溃烂的地步。出于此，我给了他几个建议：一、调整饮食习惯，增强身体的抵抗力，身体正气充足，才有可能将病毒清理出体外。二、学习如何调通自己的肝脉、肾脉、任脉、督脉，将这些经脉的循行路线关键节点进行疏通。三、保持守神状态，人可以生病，但不能无神，守住神才有机会获得最后的胜利。该男子好像明白了些什么，回去后也按照我教的方法去践行。半年后他传来喜讯，告知溃烂已经好了，疣状物还有少量，疱疹偶尔出现，且一般都是在身体过度劳累之后出现，我鼓励他继续坚持。

五脏六腑与疾病的关系

十二经脉连接身体五脏六腑、四肢百骸、百节机关、五官九窍。十二经脉出现故障，运作行化异常，身体也会跟随出现故障。六腑生成经脉流通之气血，五脏储存六腑生成之气血，输出行化十二经脉，五脏六腑出现倾斜问题，十二经脉也会出现扭曲、偏转等问题。生病的起源不仅仅是症状的出现，症状的出现已经是五脏六腑、十二经脉发生倾斜、旋转、扭曲的结果，如果只消除了症状，那是治标不治本，因为症状会层出不穷。真正解决问题的方法只有一个，恢复五脏六腑相互制衡的平衡状态，令五脏六腑、十二经脉不发生倾斜、旋转、扭曲，五脏六腑、十二经脉畅通无阻，各司其职，各任其责，身体自然可以回到无病无痛的正常状态。

五脏发生高低、左右旋转、大小、坚脆、倾斜之变，会出现相应的症状。如肝高则顶住膈肌，令胁胀而上腹胀。肝低则拉下膈肌，令膈漏气而膈洞，逼迫压迫胃而胃胀，胁下空虚，邪气容易入于中。压迫胆，胆囊空间不足，胆汁排出障碍而容易出现胆息肉、胆结石等。肺高则肺至肩而顶肩，气不得从肩分流过上肢，出现胸闷、上气、咳嗽、肩高等。肺低则肺压迫膈肌、胁部、胃贲部，出现胁肋疼痛、胃胀等不适。心高则顶肺，气满于胸中、肺中，胸闷而健忘，言语少、结巴。心低则压迫膈肌，心脏空虚，容易伤于寒，容易受到惊吓。脾高则顶住膈肌、胁肋，引发胁肋疼痛。脾低则向下压迫大肠，脾气不能正常输出五脏精气，五脏容易受邪而出现不同症状。肾高则压迫肾上组织，脊柱后背疼痛，身体不能弯腰后仰。肾低则压迫肾下组织，出现腰痛、骶尾骨痛、身体不能弯腰后仰、疝气等不适。

身之左气有余，气往左倾斜，身体往左倾移，易出现水少气多而气驰喘息；身之右气有余，气往右倾斜，身体往右侧倾移，易出现气少水多而便溏腹泻。身之上气有余，气往上倾斜，身体往上侧倾移膨满，易出现胸闷心烦而狂喜；身之下气有余，气往下倾斜，身体往下侧倾移，易出现水道不通而水肿腰痛。身之中气有余，气源源不断输出，不能正常行化而局部壅塞，人易发热大便不通而癫狂。身之中气不足，气无力输出，四肢失濡养而萎，四肢不用。

水谷入胃化气，清而浊浊而清之精气入通于脾，脾脏精气而成意；至清之精气入通于肺，肺脏精气而成魄。清而浊之精气入通于心，心藏精气而成神；浊而清之精气入通于肝，肝脏精气而成魂；至浊之精气入通于肾，肾脏精气而成志。魂神魄意志，五脏精气聚而成。五脏精气受伤，人情志为之变。脾脏精气受损，人意为之变，多思多想而犹豫不决。肺脏精气受损，人魄为之变，多愁善感，忧虑而喜悲。心脏精气受损，人神为之变，神恐惧惮，散而不藏，神左摇右摆而失稳。肝脏精气受损，人魂为之变，魂伤则人失魂无主见，决断失衡。肾脏精气受损，人志为之变，志伤则人善忘、无信念、不坚定、无远志。五脏六腑之精气皆上注于目，五脏精气受损，会出现人精气不能聚拢、视物模糊昏花、精神精力不能集中、注意力不能集中、情绪失衡不稳等异常情况。从一个人的眼睛可以看出一个人的情志是否稳定，瞳孔散大，瞳孔浑浊，眼白浑浊，红丝涌现，眼皮浮肿，眼眶发黑，都是一个人情志不稳的表现，五脏失衡，则人情志为之变。现代人有各种各样的压力，除了肉身会出现故障，心理也会出现故障，灵魂也会出现故障，不同故障集合于同一个人，人的身心灵不能统一以致失衡，所以要从身心灵入手，才能使一个人有形的身体与无形的精气神和谐统一。

我们想要身体健康，需要做的事情是先认识身体，认识身体的生理与病理状态，才能平衡身体的需求，不会被身体出现的各种假象所迷惑。身体是有形的象，疾病是象中象，如果治病调理只是解决象中象，那么问题就会永远得不到解决。治病调理就是平衡身体的生理需求，化解影响身体的十大因素，令身体恢复常态，身体延伸出来的疾病自然会消失。生病只是身体的需求没有得到满足，进而令身体左右上下之气分布不均衡引发五脏六腑、十二经脉之高低旋转倾斜所出现的症状。症状的出现，只是提醒人们必须要关注自己的身体了，它的本意并不是让人们着眼于解决这些症状，因为那会继续破坏身体的结构平衡。如果没有解决产生症状的根本原因，而只是暂时解决身体的症状本身，那么人的身体结构失衡就会越来越严重，直到突然有一天，这个人出现没有任何办法可以弥补的问题而造成悔之不及的后果。

认识生命，走进生命，审视生命，理解生命，顺着生命常态的运行轨迹去维护生命，才能得到健康的生命，人的生命也才有机会得到长久的呵护而无病无痛以至终老。